漢字脳活ひらめきパズルの実践で

脳を活性化させ物忘れや認知症を退けましょう！

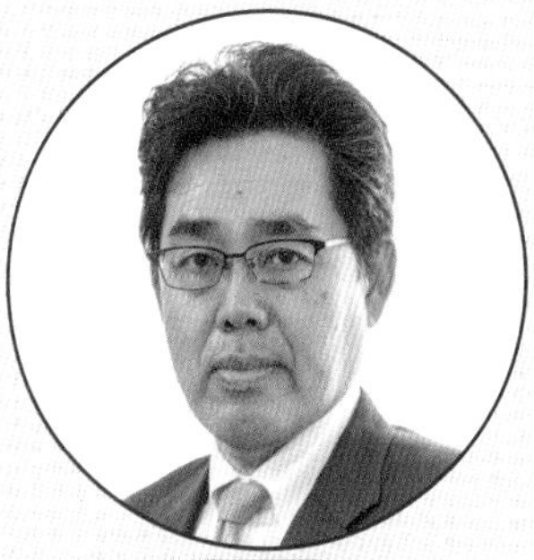

監修

東北大学教授

川島隆太（かわしまりゅうた）

川島隆太先生 プロフィール

1959年、千葉県生まれ。1985年、東北大学医学部卒業。同大学院医学研究科修了。医学博士。スウェーデン王国カロリンスカ研究所客員研究員、東北大学助手、同専任講師を経て、現在は東北大学教授として高次脳機能の解明研究を行う。脳のどの部分にどのような機能があるのかという「ブレイン・イメージング」研究の日本における第一人者。

脳は人間の思考や活動のすべてを
つかさどっています。
とはいっても、私たちはふだん、脳の活動を
意識することなく生活しています。

その脳のほとんどの機
加齢とともに低下しま
経験から得た知識は40代後半まで
維持されますが、記憶力や思考力などは
何も対策を取らなければ
どんどん落ちていきます。

しかし、脳は、意識的に鍛えることで、
衰えを止められるだけでなく、現在の状態より
機能を高めることもできます。
そのために有効なのが、
本書の漢字パズルです。
脳が活性化して元気になり、
記憶力や思考力もアップ。
物忘れや認知症の撃退に役立てましょう。

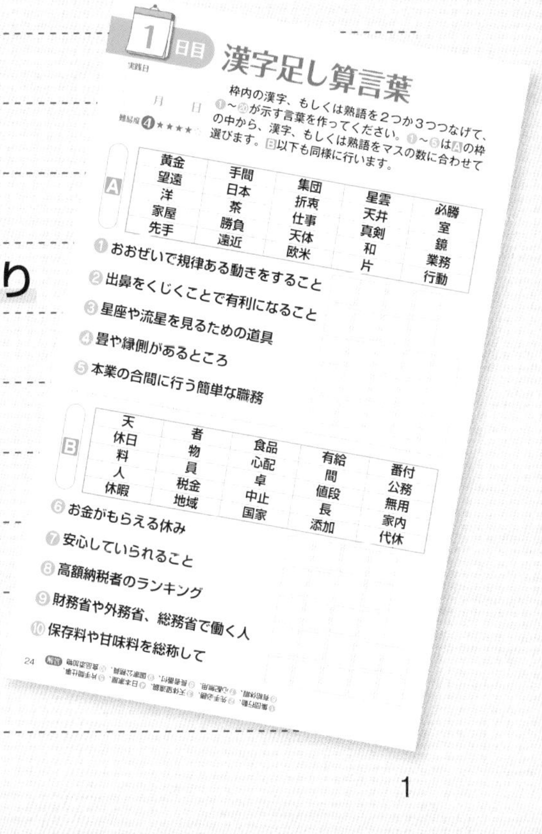
1日目 実践日 月 日 難易度4★★★★

漢字足し算言葉

枠内の漢字、もしくは熟語を2つか3つつなげて、①～⑳が示す言葉を作ってください。①～⑤はAの枠の中から、漢字、もしくは熟語をマスの数に合わせて選びます。B以下も同様に行います。

A

黄金	手間	集団	星雲	必勝
望遠	日本	折衷	天井	室
洋	茶	仕事	真剣	鏡
家屋	勝負	天体	和	業務
先手	遠近	欧米	片	行動

① おおぜいで規律ある動きをすること
② 出鼻をくじくことで有利になること
③ 星座や流星を見るための道具
④ 畳や縁側があるところ
⑤ 本業の合間に行う簡単な職務

B

天	者	食品	有給	番付
休日	物	心配	間	公務
料	員	卓	値段	無用
人	税金	中止	長	家内
休暇	地域	国家	添加	代休

⑥ お金がもらえる休み
⑦ 安心していられること
⑧ 高額納税者のランキング
⑨ 財務省や外務省、総務省で働く人
⑩ 保存料や甘味料を総称して

24

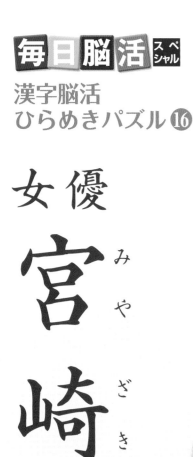

毎日脳活スペシャル
漢字脳活
ひらめきパズル⑯

女優 宮崎美子(みやざきよしこ)さん

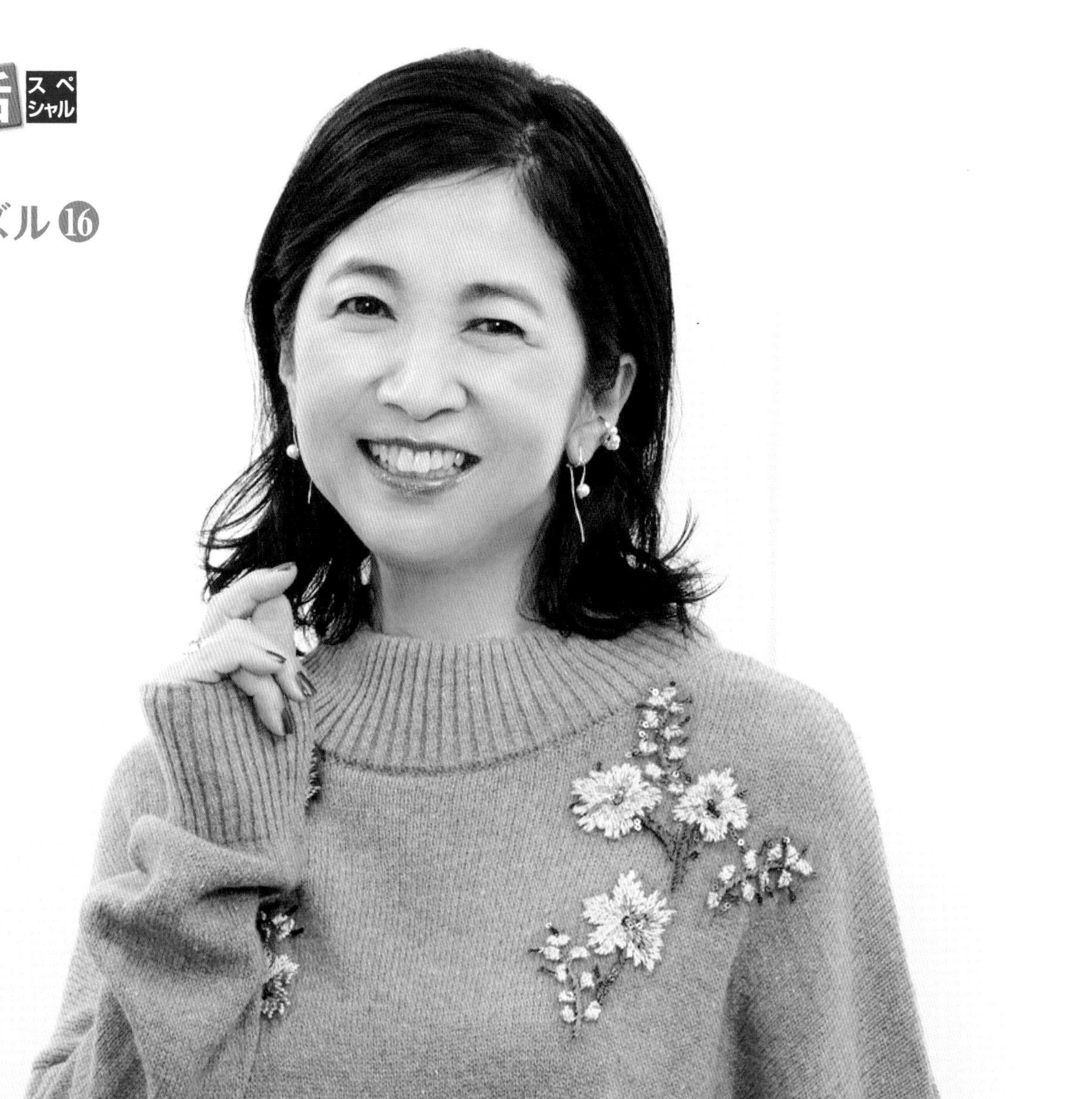

朝のラジオ体操からダイビングまで
自分に合った運動って楽しい!

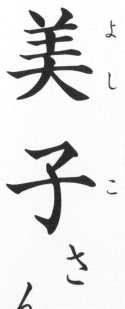

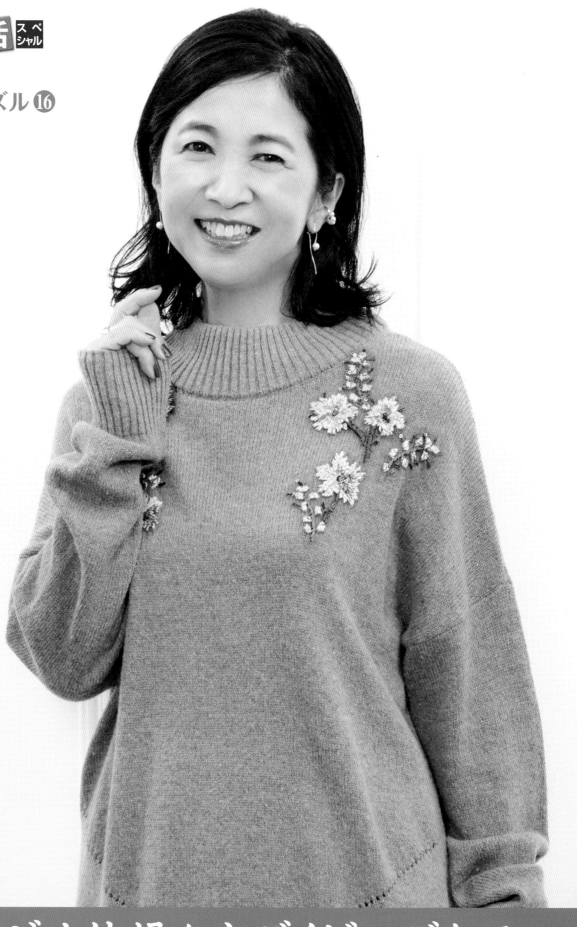

北海道の新ドーム球場は温泉・サウナつき！

2023年の夏は暑かったですね。読者のみなさんは体調を崩したりせず、元気に過ごしていらっしゃいましたでしょうか。

2023年は、プロ野球がとても盛り上がった１年でした。

春のWBC（ワールド・ベースボール・クラシック：野球の世界選手権大会）では日本が見事に世界一に！　米国のメジャーリーグでは二刀流で有名な大谷翔平選手が日本人初の本塁打王！　そしてなんといっても、私の好きなチームの38年ぶりの「アレ」！　これほど、野球の明るい話題が続いた年も珍しいのではないでしょうか。

そんなわけで、ということでもないのですが、お仕事で北海道を訪れたさいに、行ってまいりました。北海道日本ハムファイターズの本拠地スタジアム「エスコンフィールド北海道」です。

エスコンフィールド北海道は、北海道北広島市に新しくできたドーム型の野球場です。そしてなんと、この野球場には温泉やサウナが併設されていて、浴槽やサウナ室から試合を観戦することができるのです。温泉やサウナが利用できる野球場は世界初なんだそうですよ。

サウナ好きの人（サウナーというらしいです）は、サウナによる効果でとても気持ちがよく心身ともに快調に感じられる状態を「ととのう」（整う）と呼んでいます。野球を生で観戦しながら、心も体もととのうなんて、ぜいたくな経験ですよね。

エスコンフィールド北海道は明るくきれいで、飲食店も充実して、とても楽しい野球場でした。機会があったら、また訪れて野球を観戦したいです。できれば、私の好きなチームの試合を見られたらいいなぁ〜。

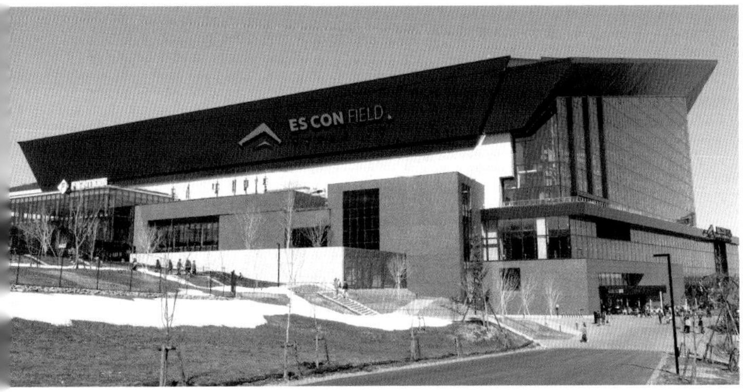

エスコンフィールド北海道（写真：Adobe Stock）

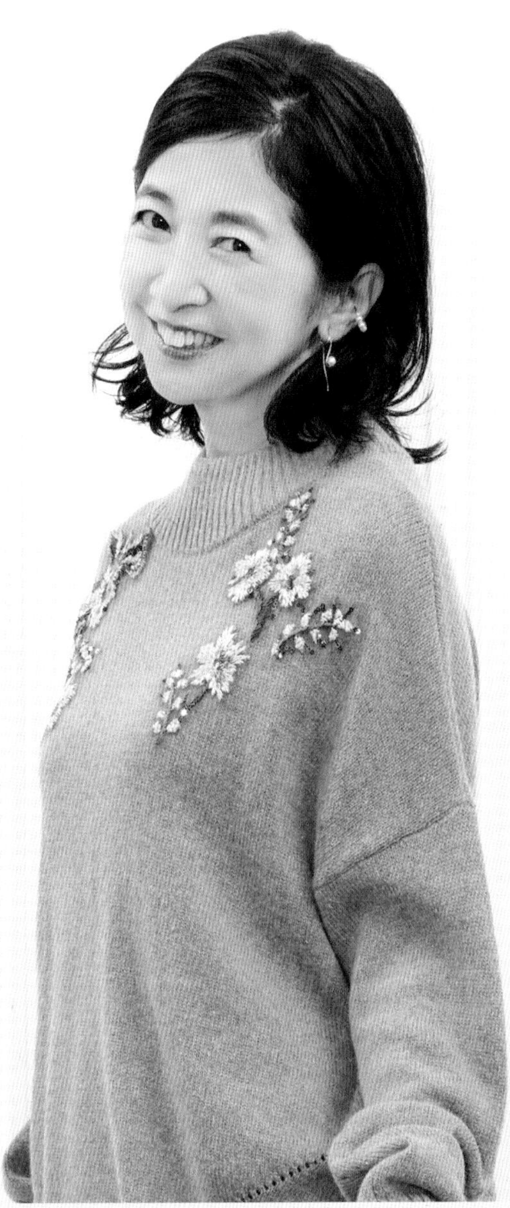

宮崎美子さん　*Profile*

1958年、熊本県生まれ。
1980年に篠山紀信氏の撮影で『週刊朝日』の表紙に掲載。同年10月にはTBSテレビ小説『元気です！』主演で本格的デビュー。
2009年には漢字検定１級を受けて見事に合格。現在では映画やドラマ、バラエティ番組と幅広く活躍している。2020年にデビュー40周年を迎えた。

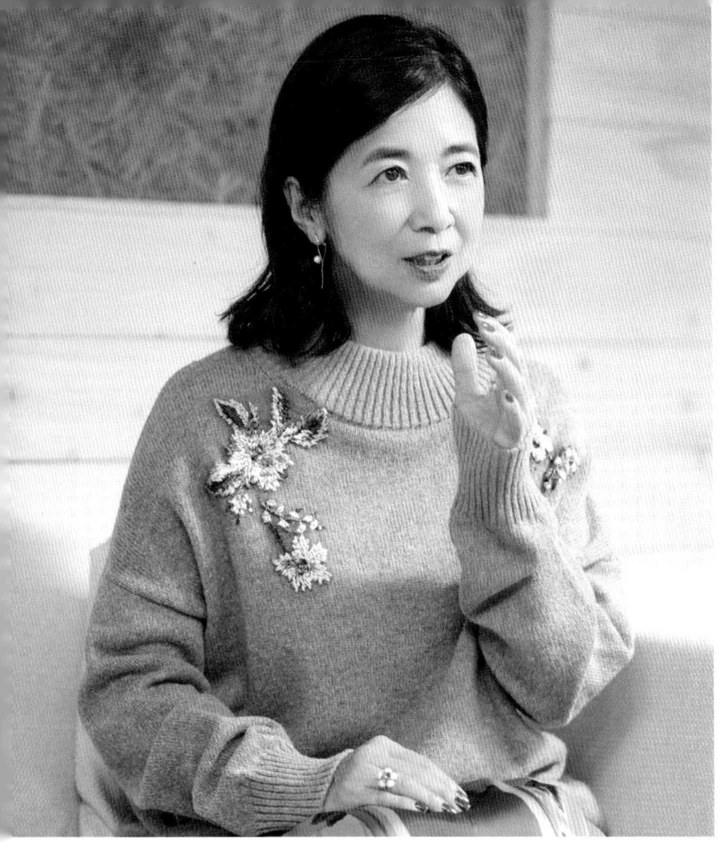

毎朝のラジオ体操第一・第二が健康維持の決め手！

さて、今回のお話のテーマは「運動」です。漢字パズルの本なのに運動のお話って変ですか？　でも、運動はストレス解消にもってこいだし、血行もよくなるので、脳活効果も大きいと思うんですよね。

私は、スポーツ万能ということでもないんですけど、体を動かすのは大好き！お仕事で忙しくさせていただいて、なかなか時間を取れませんが、なるべく運動や体操をするよう心がけています。

基本は、毎朝のラジオ体操です。ラジオ体操の第一と第二を連続して行うのが、毎朝の習慣になっています。それに加えて、スクワットとストレッチも欠かさずやっています。

もともと、コロナ禍が始まった３年前に仕事がパッタリ止まってしまったことがあって、空いた時間に始めたのがきっかけだったんです。暇だからといって、このままダラダラと過ごしたらダメになってしまうな、と思い、家の中でできることをやろうって。

家の中で行うラジオ体操とはいえ、第一と第二を続けてやると、結構いい運動になるんですよ。健康の維持に、すごく役立っていることを実感しています。道具はいらないし、やり方も覚えているし、手軽にできることが続けられる秘訣かな。

ちなみに、ラジオ体操に「第三」があるって知ってますか？　私も一度やってみたんですけど、普及しなかった理由がわかりましたね。ものすごく複雑な体操で難しいんですよ。私はこれでも大学（熊本大学）の体操部員だったんですけど。

体操部に入部したのは、幼いころから体操が得意だったとか、全国大会をめざそうとかそういうのではなくて、中学校・高校と運動系の部活動をやったことがなかったので、大学で味わってみたいなと。そんな理由です。

当時、熊本大学体操部では、男子は器械体操、女子は新体操をやるようになっていたんです。それで、私は新体操。当時の赤いジャージは今でも持っています。

スキューバダイビングは年を重ねても楽しめます

私は子供のころからかけっこが苦手で、運動会では寂しい思いをしていたのですが、水

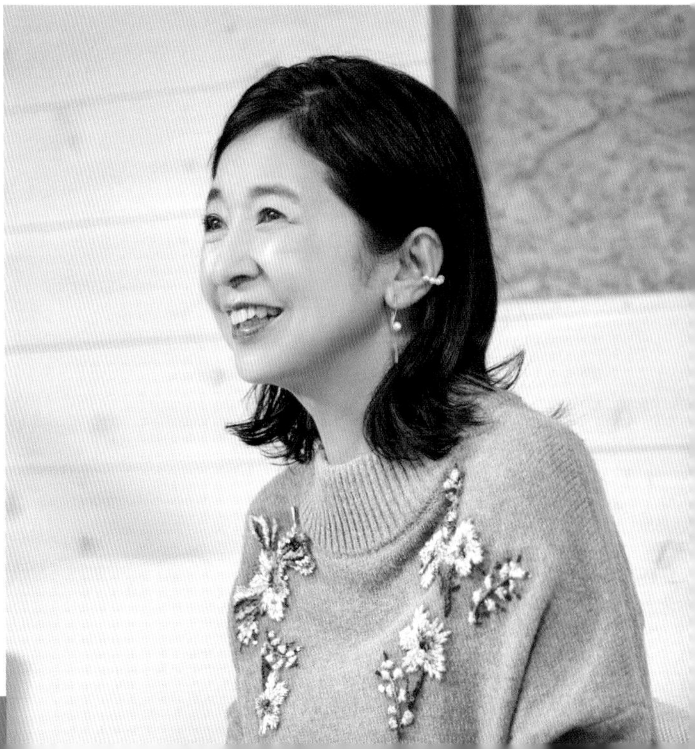

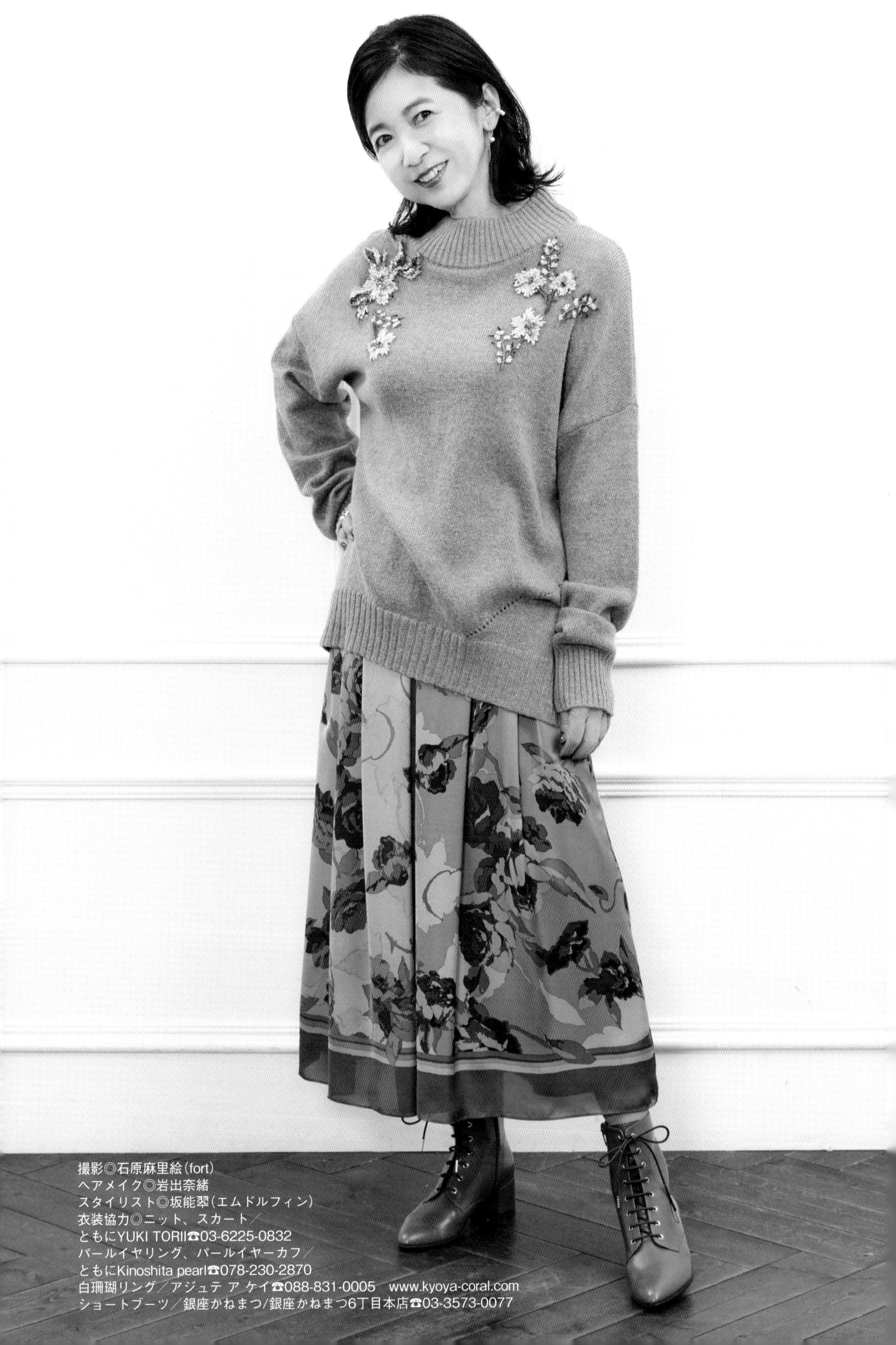

撮影◎石原麻里絵(fort)
ヘアメイク◎岩出奈緒
スタイリスト◎坂能翠(エムドルフィン)
衣装協力◎ニット、スカート／
ともにYUKI TORII☎03-6225-0832
パールイヤリング、パールイヤーカフ／
ともにKinoshita pearl☎078-230-2870
白珊瑚リング／アジュテ ア ケイ☎088-831-0005　www.kyoya-coral.com
ショートブーツ／銀座かねまつ/銀座かねまつ6丁目本店☎03-3573-0077

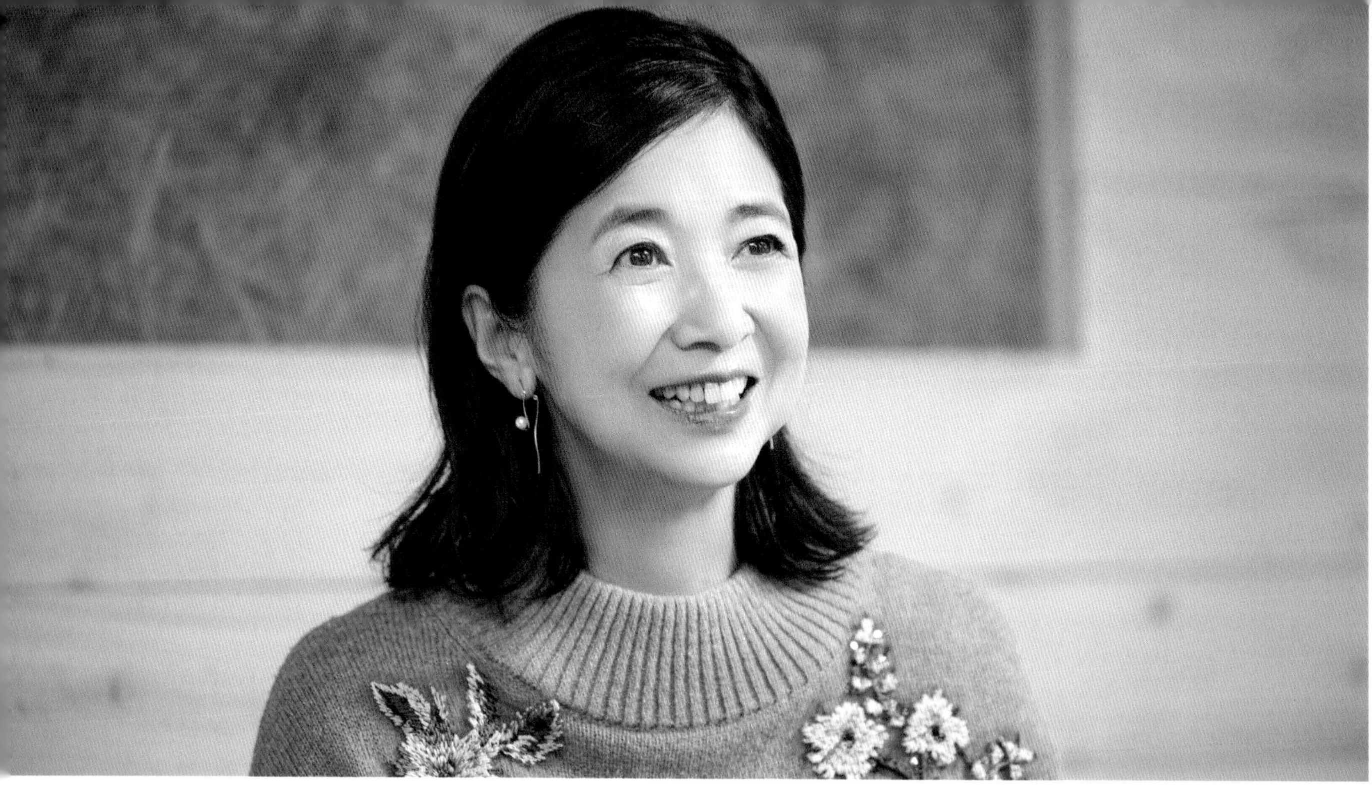

泳はわりと得意だったんです。

そんなこともあって興味を持ち、始めたのが「スキューバダイビング」。ある旅行番組でカリブ海にロケに行くことになったので、ライセンス（アドバンスド・オープンウォーター・ダイバー）を取得したんです。

始めたばかりのころは、レギュレーター（ダイバーが水中で呼吸するための器材）をくわえて呼吸をすることになかなか慣れなくてイライラしどおしでした。でも、コツをつかんだら、魚といっしょにフワフワ浮遊する別世界の感覚に、すっかり夢中になっていました。若いころは、朝一番で１本潜ってから仕事に行くこともありましたよ。

スキューバダイビングって、実は年齢を重ねても楽しめるスポーツなんです。ものすごく深く潜ったりアクティブに泳ぎ回ったりしなくても、水深５～６㍍程度の海中をお散歩感覚で潜るだけで、充実感で一杯になります。私の感覚だと、むしろそのくらいの浅い海のほうが魚やサンゴがたくさんいるし、太陽のキラキラ輝く光も感じられるので、おすすめです。

運動って、やっぱり自分の年齢や体力相応で楽しめるものを選ぶのがいいですよね。私は登山も好きなんですけど、低めの山の安全な道を歩いて楽しんでいます。あまり根性がないので（笑）。

運動やスポーツを始めるにはきっかけが大事！

運動やスポーツを始めるのって、きっかけが大事だと思います。私の場合、ラジオ体操やスキューバダイビングもそうですけど、最近始めたボルダリング（素手で壁面を登るスポーツ）も、10年以上も前からやってみたいと思っていたところ、自身のYouTubeチャンネルの開設がきっかけで、撮影のために挑戦することにしたんですよ。

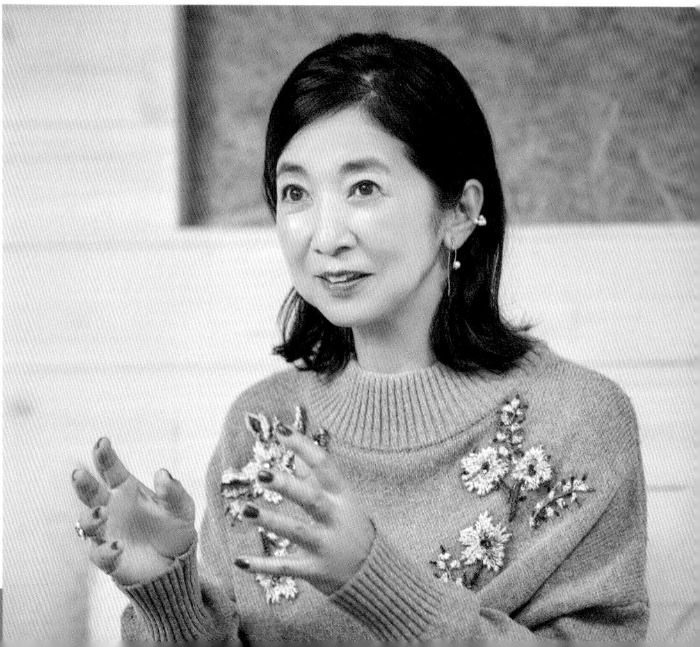

一度しかない人生ですもの、きっかけがあったら遠慮せず、思い切ってチャレンジしてもいいんじゃないかな〜と思います。

そうした意味では、九州出身の私には、スキーなどのウインタースポーツは縁がなかったですね。私のいた当時、熊本で唯一スキーのできる場所が阿蘇山の人工スキー場だったんですけど、人工雪の下に火山灰が積もっているので、転ぶと黒く汚れちゃうんですよね。パウダースノーなんて経験したことがなかったから、ウインタースポーツが楽しめる北国って、ちょっとあこがれちゃいます。北国なりの大変なこともあるとは思いますけど。

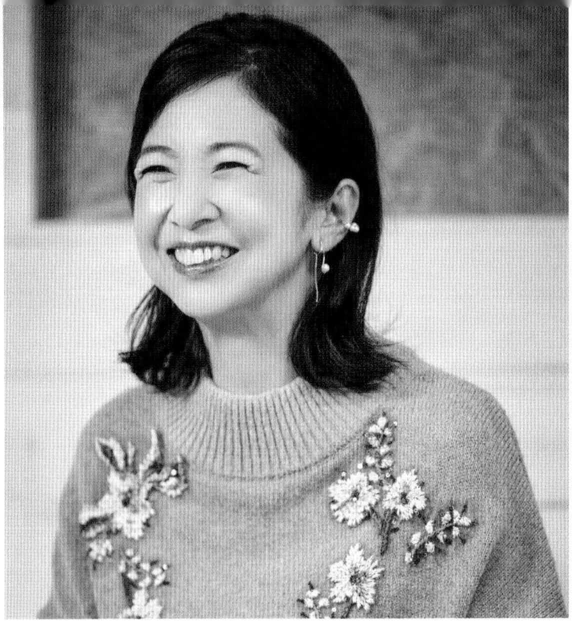

ただし、縁があってもこれだけはやりたくないというものがあります。それは「バンジージャンプ」。テレビのバラエティ番組でよく罰ゲームとして放送されていますけど、自分は絶対に無理かな（笑）。

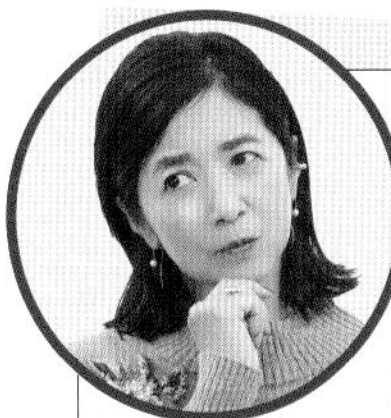

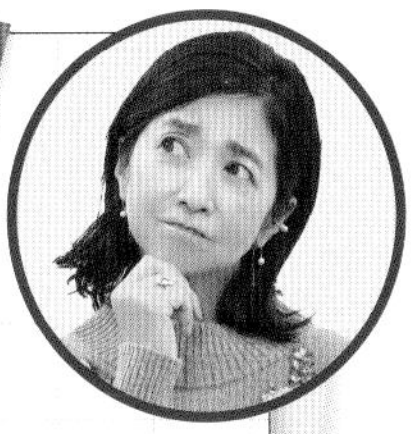

今月のおまけトリビア

全国の難読地名クイズ

今回の「難読地名クイズ」は、大阪の地名から。「放出」です。

大阪出身者なら読める人が多いと思いますが、それ以外の人は「ほうしゅつ」って読んじゃいますよね〜。これは知らないと読めないと思います。

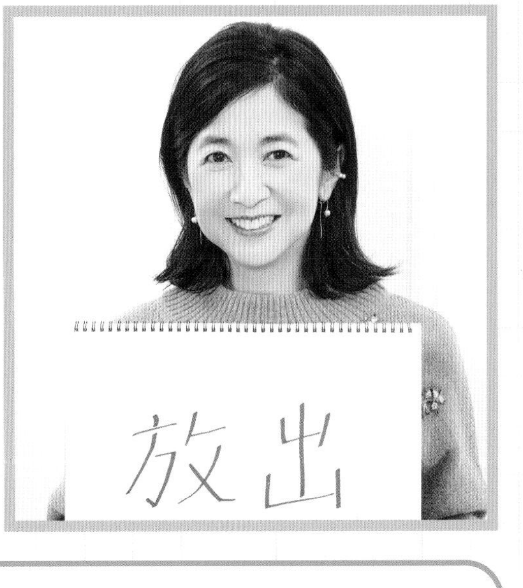

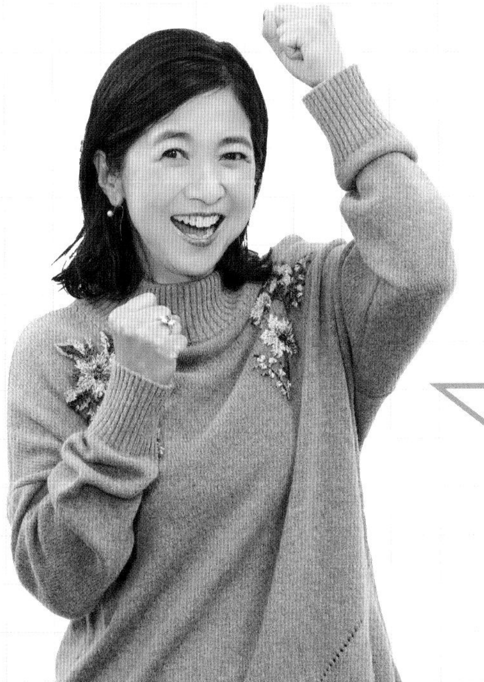

正解は**「はなてん」**です。なぜこういう読み方なんでしょうね？　諸説あるようですけど。

私の前のマネージャーが大阪出身で、子供のころJR放出駅が最寄り駅だったそうです。大きな中古車センターがあったと話していました。

お店や会社の支店名をつけるときに「放出店」＝「はなてんてん」となってしまうと思うと、ちょっとかわいい(笑)。

宮崎美子さんが出題！

漢字教養トリビアクイズ⑯

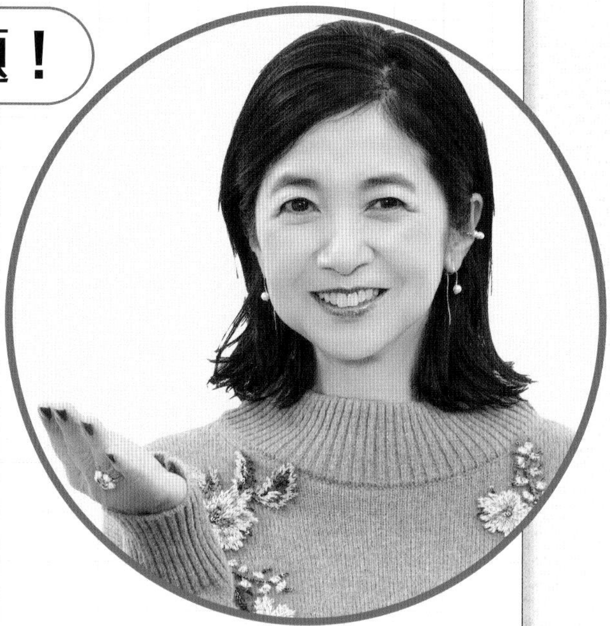

今回の「漢字教養トリビアクイズ」では、「農業の言葉」を最初に取り上げています。

実は私も、１年ほど前から畑で野菜作りを始めたんですよ。畑といっても、１つの畑を小さな区画に分けて、たくさんの方といっしょに利用する「シェア畑」と呼ばれるサービスを利用しています。

畑仕事に必要な農具や肥料などは畑に用意してあるので、軍手さえあれば畑仕事ができてしまうという手軽さ。それでも慣れないうちは大変でした！　それだけに、収穫の喜びは大きいんですよね。自分で作った旬(しゅん)の野菜の味は格別です！

宮崎美子さんが出題！漢字教養トリビアクイズ⑯ 目次

❶ 農業の言葉クイズ …… 9
❷ 最近見かけなくなったものクイズ 10
❸ 必殺技クイズ …… 10
❹ 日本の三大名物クイズ …… 11
❺ 食べ物の漢字クイズ …… 12
❻ ことわざ漢字クイズ …… 12
❼ 読めるけど書けない漢字クイズ 13
❽ 木へんの漢字クイズ …… 13
❾ よく見ると間違っている熟語クイズ 14
❿ カタカナ語⇒漢字変換クイズ 14
⓫ 二字熟語完成クイズ …… 15
⓬ 漢数字入り四字熟語クイズ …… 15
解答 …… 16

1 農業の言葉クイズ

各問、農業で使われる言葉と、かっこの中にその意味が書かれています。それぞれ、言葉の読み方をひらがなで書いてください。

① 畝（列状に土を高く盛り上げたところ）⇒

② 堆肥（植物性有機物や、家畜の糞などを堆積・発酵させた土壌改良用土）⇒

③ 早生（種まきから収穫までの期間が短いもの）⇒

④ 晩生（種まきから収穫までの期間が長いもの）⇒

⑤ 潅水（農作物に水を注ぎ入れること）⇒

⑥ 畔（畝と畝の間の、人が通る道）⇒

⑦ 開墾（山や野を切り開いて田畑をできる状態にすること）⇒

⑧ 果菜類（果実を食用にする野菜。例：ナス、トマト、オクラ）⇒

⑨ 根菜類（根や茎を食用にする野菜。例：ダイコン、ニンジン、ジャガイモ）⇒

⑩ 葉菜類（葉を食用にする野菜。例：ホウレンソウ、ネギ、コマツナ）⇒

⑪ 連作（同じ仲間の野菜を同じ場所で続けて栽培すること）⇒

⑫ 耕耘（田畑を耕し雑草を取ること）⇒

⑬ 旱魃（長期間雨が降らず農作物に悪影響が出る状態）⇒

2023年の夏は、バジルとパセリをたくさん収穫することができたので、ペーストにしてバジルソースを作りました。保存もできますし、パスタに和えれば手軽においしいジェノヴェーゼパスタが作れますよ。

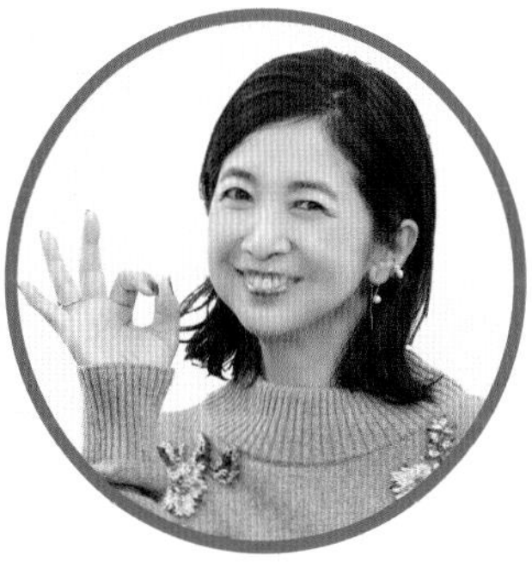

2 最近見かけなくなったものクイズ

最近、家や町の中で見かけなくなったものの名前を集めました。各問、漢字はひらがなに、ひらがなは漢字にそれぞれ直して書いてください。

① といし ⇒ □□

② きせる ⇒ □□

③ だがしや ⇒ □□□□

④ ごえもんぶろ ⇒ □□□□□□

⑤ 葭簀 ⇒ □

⑥ 莨盆 ⇒ □

⑦ 釣瓶 ⇒ □

⑧ 葛籠 ⇒ □

3 必殺技クイズ

子供のころ（大人になっても？）ヒーロー、ヒロインの必殺技にワクワクした人は少なくないのではないでしょうか。そんな必殺技の問題です。各問の登場人物（かっこ内は作品名）が得意とする必殺技の名前を漢字で書きこんでください。

① 眠狂四郎（眠狂四郎）⇒ □□□□（えんげつさっぽう）

② 机竜之介（大菩薩峠）⇒ □□しの□え（おと な か ま）

③ 拝一刀（子連れ狼）⇒ □□□□□り（しんけんしら は ど）

④ 朝丘ユミ（サインはV）⇒ □□おとし（いなずま）

⑤ 佐々木小次郎（宮本武蔵）⇒ □□し（つばめがえ）

⑥ 一条直也（柔道一直線）⇒ □□□（じ ごくぐるま）

⑦ 赤胴鈴之助（赤胴鈴之助）⇒ □□□り（しんくう ぎ）

⑧ 早乙女主水之介（旗本退屈男）⇒ □□□□□□し（もろ は りゅうせいがんくず）

問題⑤佐々木小次郎の終生のライバル・宮本武蔵は、晩年を私の故郷である熊本の地で過ごしました。宮本武蔵の葬儀が行われた泰勝寺の跡地（立田自然公園）には供養塔が建てられ、一般公開されています。

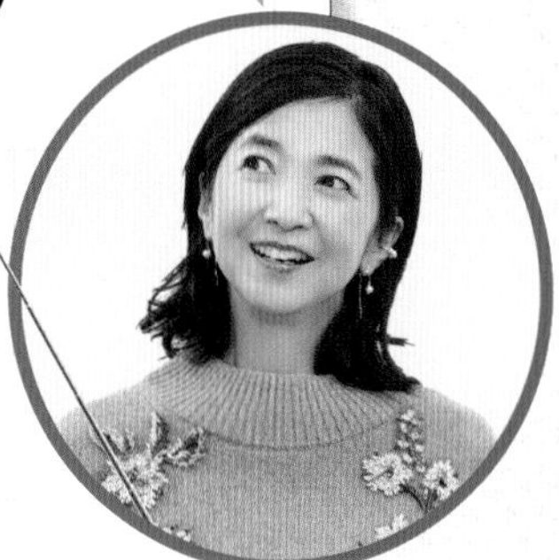

4 日本の三大名物クイズ

日本を代表する3つのもの、「日本三大○○」「日本三○○」と呼ばれているものです。マスの中を漢字で埋めて、日本の三大名物を完成させてください。

①「松島」「宮島」「天橋立」⇒日本三□

②「兼六園」「後楽園」「偕楽園」⇒日本三□□

③「ウニ」「コノワタ」「カラスミ」⇒日本三大□□

④「四万十川」「長良川」「柿田川」⇒日本三大□□

⑤「枕草子」「方丈記」「徒然草」⇒日本三大□□

⑥「津軽じょっぱり」「肥後もっこす」「土佐いごっそう」

⇒日本三大□□

⑦戸隠そば、出雲そば、わんこそば⇒日本三大□□

⑧利根川(坂東太郎)、筑後川(筑紫次郎)、吉野川(四国三郎)

⇒日本三大□れ□

⑨函館山、摩耶山、稲佐山⇒日本三大□□

⑩祇園祭、天神祭、神田祭⇒日本三大□

⑪富士山、立山、白山⇒日本三□□

⑫有馬温泉、草津温泉、下呂温泉⇒日本三□□

⑬四谷怪談、皿屋敷、牡丹燈籠⇒日本三大□□

⑭神戸港、長崎港、清水港⇒日本三大□□

問題⑥の「肥後もっこす」は、一本気で不器用な熊本男児の気質を表した言葉です。一方、熊本の女性の気質について、評論家の故・大宅壮一は「肥後の猛婦」という呼び方をしています。

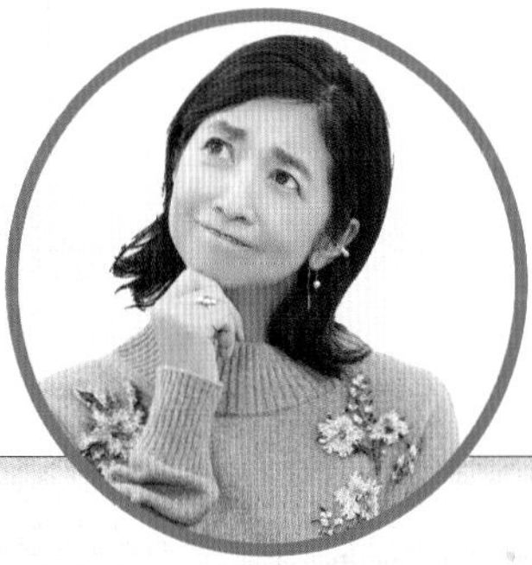

5 食べ物の漢字クイズ

食べ物にまつわる漢字を集めました。各問、ヒントの中から当てはまる読み方を選び、解答欄に書き入れてください。

①欠餅 ⇒ □　⑤餡掛 ⇒ □
②蟹味噌 ⇒ □　⑥今川焼 ⇒ □
③苦汁 ⇒ □　⑦素朧 ⇒ □
④片栗粉 ⇒ □　⑧煮凝 ⇒ □

ヒント

あんかけ　にこごり　かきもち　かにみそ
そぼろ　にがり　かたくりこ　いまがわやき

6 ことわざ漢字クイズ

ヒントの中から□に当てはまる漢字を入れて、①～⑧のことわざを完成させてください。

①釣った魚に□はやらぬ
②八十八夜の別れ□
③火のない所に□は立たぬ
④柳に□折れなし
⑤□や太鼓で探す
⑥□の持ち腐れ
⑦知らぬ□の半兵衛
⑧怒髪□を衝く

問題⑧は「怒髪冠を衝く」というい い方もあります。怒りのために逆立った髪の毛が冠を突き上げるという意味で、いかに怒りが大きいかがわかりますね。

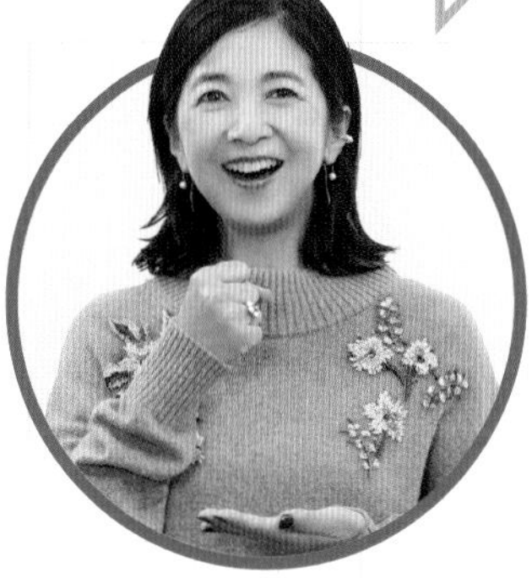

ヒント

煙　餌　宝　顔
鉦　霜　天　雪

7 読めるけど書けない漢字クイズ

「なんとなく読めるけど、いざ書くのは難しい」という言葉を集めました。ヒントから漢字を選んで、各問のひらがなを漢字で書いてください。間違えないように正確に書き取りましょう。

①おうせ ⇒ □□
②かっぷく ⇒ □□
③たて ⇒ □□
④とんちゃく ⇒ □□
⑤ふしん ⇒ □□
⑥ほうとう ⇒ □□
⑦みずほ ⇒ □□
⑧ろうらく ⇒ □□

ヒント
殺 瑞 着 絡 逢 頓 穂 蕩
普 瀬 請 幅 恰 陣 篭 放

8 木へんの漢字クイズ

木へんの漢字を集めました。木へんにヒントの文字を合わせて、各問のひらがなを漢字で書いてください。

①あずさ ⇒ □
②いた ⇒ □
③えだ ⇒ □
④かき ⇒ □
⑤かく ⇒ □
⑥かじ ⇒ □
⑦かしわ ⇒ □
⑧かぶ ⇒ □
⑨がら ⇒ □
⑩けた ⇒ □
⑪ざい ⇒ □
⑫さく ⇒ □
⑬せん ⇒ □
⑭たな ⇒ □
⑮つえ ⇒ □

ヒント
行 支 白 各 冊 辛 丈 朱
反 朋 尾 才 丙 市 全

9 よく見ると間違っている熟語クイズ

各問の熟語には、それぞれ１ヵ所の間違いがあります。間違った漢字を正しい漢字に直してください。

① 杞優	誤 □ ⇒正 □	⑤ 忙中燗	誤 □ ⇒正 □
② 逆隣	誤 □ ⇒正 □	⑥ 終羅場	誤 □ ⇒正 □
③ 寿指	誤 □ ⇒正 □	⑦ 朝礼暮改	誤 □ ⇒正 □
④ 風物誌	誤 □ ⇒正 □	⑧ 風林花山	誤 □ ⇒正 □

10 カタカナ語⇒漢字変換クイズ

最近新聞やテレビのニュースで見かけるカタカナ語を集めました。①～⑧の赤字の言葉とほぼ同じ意味を持つ言葉をヒントから選び、ひらがなを漢字に書き換えてください。

① 自衛隊の偵察機がスクランブルをかけた。⇒ □

② 政策について国民のコンセンサスを得る。⇒ □

③ クライアントの動向を分析する。⇒ □

④ コンプライアンスの徹底が大切だ。⇒ □

⑤ 利用者の状況をモニタリングする。⇒ □

⑥ 国作成のガイドラインに沿って診療する。⇒ □

⑦ この事業は環境アセスメントの対象だ。⇒ □

⑧ この資料のエビデンスを確認するように。⇒ □

ヒント
ほうれいじゅんしゅ　きんきゅうはっしん
こきゃく　ひょうか　ごうい　ししん
こんきょ　けいぞくてきかんし

11 二字熟語完成クイズ

二字熟語の漢字を、いくつかの部品に分け、同じ大きさにして並べ替えました。例にあるように、部品を組み合わせて二字熟語を完成させてください。

【例】一＋大＋日＋青 ⇒ 晴天

問題⑧の読み方は「たいまつ」です。松や竹などの割り木を束ね、その先端に火をともして照明とするものですね。

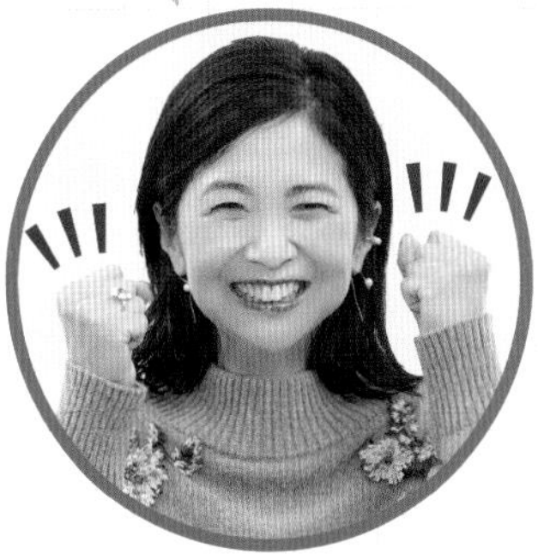

① 木＋イ＋安＋牛 ⇒ □□

② 石＋口＋其＋井 ⇒ □□

③ 長＋文＋虫＋巾 ⇒ □□

④ 言＋女＋周＋子 ⇒ □□

⑤ 介＋才＋田＋貝 ⇒ □□

⑥ 車＋口＋口＋云 ⇒ □□

⑦ 木＋制＋一＋衣 ⇒ □□

⑧ 木＋月＋日＋公 ⇒ □□

12 漢数字入り四字熟語クイズ

□に漢数字を入れて、漢字４字の言葉を完成させてください。

① □月人形
② □□□度
③ □部始終
④ □書□経
⑤ □致団結
⑥ □面楚歌
⑦ □編□律
⑧ 開口□番
⑨ 長□郎梨
⑩ □□□折
⑪ 波乱□丈
⑫ 土方歳□
⑬ □□□川
⑭ □花繚乱
⑮ 孟母□遷

漢字教養トリビアクイズ⑯ 解答

1 農業の言葉クイズ

①うね、②たいひ、③わせ、④おくて、⑤かんすい、⑥あぜ、⑦かいこん、⑧かさいるい、⑨こんさいるい、⑩ようさいるい、⑪れんさく、⑫こううん、⑬かんばつ

2 最近見かけなくなったものクイズ

①砥石、②煙管、③駄菓子屋、④五右衛門風呂、⑤よしず、⑥たばこぼん、⑦つるべ、⑧つづら

3 必殺技クイズ

①円月殺法、②音無しの構え、③真剣白刃取り、④稲妻おとし、⑤燕返し、⑥地獄車、⑦真空斬り、⑧諸刃流青眼崩し

4 日本の三大名物クイズ

①日本三景、②日本三名園、③日本三大珍味、④日本三大清流、⑤日本三大随筆、⑥日本三大頑固、⑦日本三大蕎麦、⑧日本三大暴れ川、⑨日本三大夜景、⑩日本三大祭、⑪日本三名山、⑫日本三名泉、⑬日本三大怪談、⑭日本三大美港

5 食べ物の漢字クイズ

①かきもち、②かにみそ、③にがり、④かたくりこ、⑤あんかけ、⑥いまがわやき、⑦そぼろ、⑧にこごり

6 ことわざ漢字クイズ

①**釣った魚に餌（えさ）はやらぬ**　意味：親しくなったあとは相手をほめたり機嫌をとったりする必要はない

②**八十八夜の別れ霜（じも）**　意味：八十八夜（5月1、2日ごろ）を最後に霜が降りなくなること

③**火のない所に煙（けむり）は立たぬ**　意味：噂が立つ以上はなんらかの原因があるということ

④**柳に雪（ゆき）折れなし**　意味：柔軟な者は弱々しく見えるが、堅い者より重い試練に耐えられるということ

⑤**鉦（かね）や太鼓で探す**　意味：大勢で大騒ぎをして探すこと

⑥**宝（たから）の持ち腐れ**　意味：価値あるものや優れた才能を活用せずにむだにしていること

⑦知らぬ顔（かお）の半兵衛　意味：知っているのに知らないそぶりをすること

⑧怒髪天（てん）を衝く　意味：激しい怒りで髪の毛が逆立ってしまうこと

7 読めるけど書けない漢字クイズ

①逢瀬、②恰幅、③殺陣、④頓着、⑤普請、⑥放蕩、⑦瑞穂、⑧篭絡

8 木へんの漢字クイズ

①梓、②板、③枝、④柿、⑤格、⑥梶、⑦柏、⑧株、⑨柄、⑩桁、⑪材、⑫柵、⑬栓、⑭棚、⑮杖

9 よく見ると間違っている熟語クイズ

①誤優⇒正憂、②誤隣⇒正鱗、③誤指⇒正司、④誤誌⇒正詩、⑤誤燗⇒正閑、⑥誤終⇒正修、⑦誤礼⇒正令、⑧誤花⇒正火

10 カタカナ語⇒漢字変換クイズ

①緊急発進、②合意、③顧客、④法令遵守、⑤継続的監視、⑥指針、⑦評価、⑧根拠

11 二字熟語完成クイズ

①案件、②囲碁、③蚊帳、④好調、⑤財界、⑥回転、⑦製本、⑧松明

12 漢数字入り四字熟語クイズ

①五月人形、②三三九度、③一部始終、④四書五経、⑤一致団結、⑥四面楚歌、⑦千編一律、⑧開口一番、⑨長十郎梨、⑩九十九折、⑪波乱万丈、⑫土方歳三、⑬四万十川、⑭百花繚乱、⑮孟母三遷

「漢字教養トリビアクイズ」も16回目になりましたが、毎回、約100問程度の問題をそろえています。今回は121問用意いたしました。お楽しみいただけましたでしょうか。

もちろん、全問正解できるに越したことはないのですが、このクイズは題名にもあるとおり、クイズを解くと同時に教養も身につけてしまおうというものなので、「辞書やスマホで調べて解く」「家族や友人に聞いて解く」などすべてOKです！　気軽に楽しんでくださいね～。

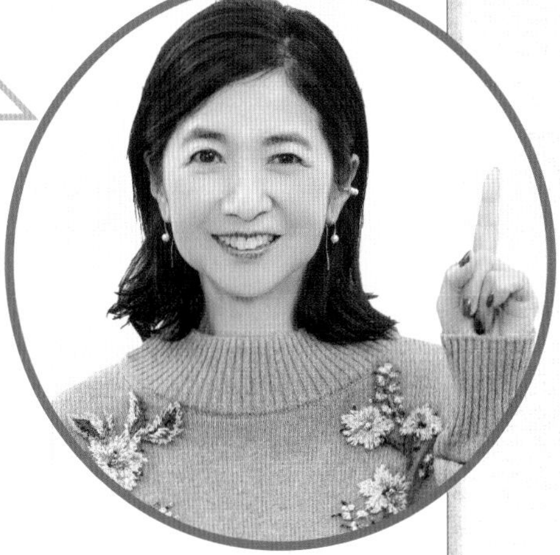

ウォーキングなど有酸素運動は 脳の栄養物質を大幅に増やし 認知機能も向上させるとわかりました

東北大学教授　川島隆太（かわしまりゅうた）

サーキット運動で認知機能が向上した

私たち人間は、適度に運動することで、心身の状態を健康に保つことができます。そして、「脳にとっても運動がよい影響を与える」ということも、世界じゅうで行われているさまざまな研究によりわかってきました。

運動と脳の関係については、私たちも研究を進めています。そのうちの1つを紹介しましょう。

2020年にフィットネスクラブと行った共同研究は、既往歴のない健康な中高年32人と高齢者32人を2つのグループに分けて行われました。1つは筋力トレーニング・有酸素運動・ストレッチを30秒ごとにくり返す「サーキット運動」を30分間行い、もう1つは運動を行わないグループです。

運動終了後に認知機能検査とアンケート調査を実施した結果、サーキット運動を行ったグループは認知力（イライラなどの気分を抑える抑制能力）や活力気分（ポジティブな気持ち）が向上していたことが判明したのです。

●有酸素運動で認知力がアップ

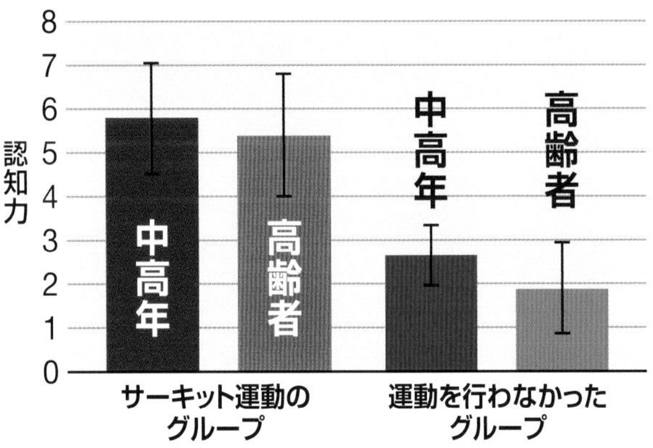

出典：東北大学加齢医学研究所「サーキット運動群と対照群の介入による変化量」より

認知症予防のカギとなる脳の栄養「BDNF」

では、なぜ運動が脳機能の向上をもたらすのでしょうか。

その理由の1つとして考えられるのが、「BDNF」（脳由来神経栄養因子）という物質です。

BDNFとは、脳の神経細胞の発生や成長、再生を促すたんぱく質の一種。記憶をつかさどる脳の海馬（かいば）に多く、学習能力や記憶力など脳の認知機能の向上に大きくかかわっており、「脳の栄養」とも呼ばれています。

いくつになっても認知機能を維持するにはBDNFは欠かせない存在です。BDNFは年を重ねるとともに減少するといわれていますが、年齢を問わず、運動によって増えることがわかってきました。

例えば、高齢者を対象として行った実験では、平均66歳の男女120人について、ウォーキングと歩行前後のストレッチを行うグループと、ストレッチのみを行うグループに分け、半年後にそれぞれの脳を比較しました。すると、ウォーキングを行ったグループは、海馬の体積が増加していることがわかりました。一方、ストレッチしかやっていなかったグループでは、海馬の体積が減少していたのです。

ウォーキングを行った人の海馬の体積が増

認知症予防にかかわるBDNFとは

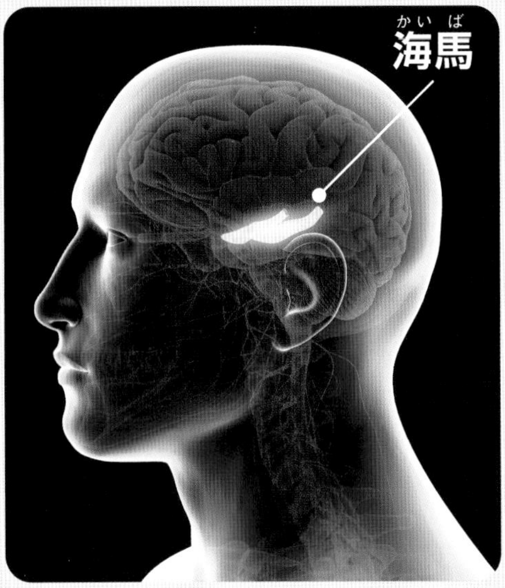

BDNFは、脳の神経細胞の発生や成長、維持、再生を促進するたんぱく質の一種で、脳由来の神経栄養因子。記憶をつかさどる脳の「海馬」に多く、血液中にも存在している。学習能力や記憶力など脳の認知機能の向上に大きくかかわり、脳の栄養とも呼ばれている。

加齢に伴って減り、特にアルツハイマー型認知症の患者さんの脳では、BDNFが大幅に減少すると報告されている。

ウォーキングや水泳、サイクリングなどの有酸素運動によって酸素を継続的に体内に取り込むと、脳内でBDNFの分泌が盛んになることがわかっている。

えたのは、運動によってBDNFの量が増加したからだと考えられます。

よく歩くことで脳が活発に働く

BDNFを増やすには、ウォーキングやスイミングなど、体内にたくさんの酸素を送り込む「有酸素運動」が効果的です。有酸素運動により体内に酸素が継続的に送り込まれると、脳内でBDNFの分泌(ぶんぴつ)が盛んになるのです。

ウォーキングなど「よく歩く」ことは、脳のネットワークを活性化させることにつながります。

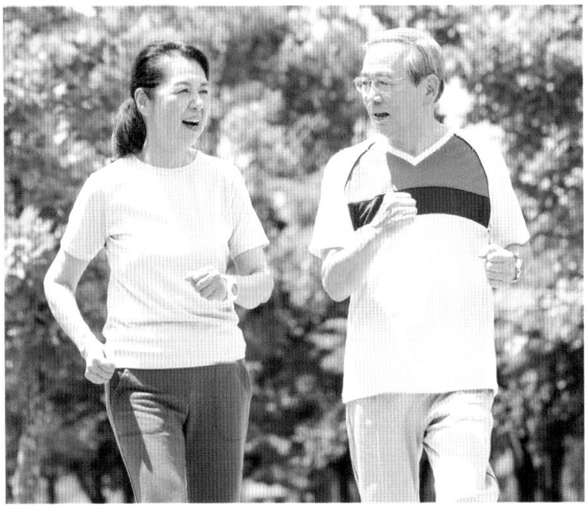

脳活性化にはウォーキングなど有酸素運動が有効

脳内には、およそ1000億個もの神経細胞があるといわれ、それぞれがつながり合い、複雑で巨大なネットワークを形成しています。

脳の神経細胞の活動を支える代表的な栄養がBDNFです。よく歩くことでBDNFが増えれば、神経細胞間の情報のやり取りがスムーズになり、より活発に働きやすい脳へと変わっていきます。

また、ウォーキングなどの有酸素運動は、内臓脂肪を燃焼する効果もあります。

肥満には「皮下脂肪型」と「内臓脂肪型」の２つがあります。皮下脂肪型は皮下に脂肪が蓄積している状態で、内臓脂肪型はおなかを中心とした内臓の周囲に脂肪がたまる状態のこと。内臓脂肪型の肥満の人は、高血圧や糖尿病などの生活習慣病の発症リスクが高くなるといわれています。

そして、内臓脂肪が多い人は、認知機能の低下や脳の構造異常が起こるリスクが高まることが、弘前大学大学院の研究グループらの研究によって確認されました。

内臓脂肪を減らし、認知機能を維持するためにも、日ごろから有酸素運動を心がけましょう。

漢字パズルを毎日行えば 脳の司令塔「前頭前野」の血流が増え活発に働くと試験で確認されました

試したすべてのドリルで脳の血流が大幅に促進

いくつになっても、毎日何かに挑戦しつづけることで、脳は衰えることなく、ぐんぐん成長します。そのために役立つのが『漢字脳活ひらめきパズル』シリーズです。

最近の研究では、数字や文字を使ったドリルを解くことで脳が活性化するばかりか、認知症を予防したり、症状を改善したりすることも明らかになっています。

実際、ドリルを解くことが脳にどのような影響を与えるのか、「NIRS（ニルス）」（近赤外分光分析法）という機器を使って調べてみました。

NIRSは太陽光にも含まれる光を利用して脳の血流を測定できる、安全性が高い最先端の機器です。血流が増えれば脳は活発に働いていることを示し、減っていれば活性化していないと判定できます。

NIRSを使ったドリルの試験は、2020年12月に行いました。試験の参加者は、60～70代の男女40人。全員、脳出血や脳梗塞（こうそく）など脳の病気の経験はなく、試験当日の健康状態も良好でした。

試験に使ったのは「漢字」「計算」「言葉」「論理」「知識」「記憶」「変わり系」の７系統、計33種類のドリル。内容はバラエティに富んでおり、クイズ形式になっている問題もあります。

試験では、全33種類のドリルを全員で分担し、１人当たり15種類の問題を解いてもらいました。その結果、すべてのドリルで、安静時と比較して、参加者の脳の血流が促進。そのうち27種類のドリルは、顕著に脳の血流を増加させる効果が判明したのです。

記憶や計算、思考や判断をつかさどる脳の前頭前野

NIRSの試験で、数字や文字を使ったドリルを解くことで、脳の働きを活性化させることが確認されました。

NIRSによって血流増加が判明したのは、脳の「前頭前野」という領域です。

脳の約80％を占めているのが、大脳です。大脳は大きく「前頭葉」「頭頂葉」「後頭葉」「側

● ドリル種類別の脳活動

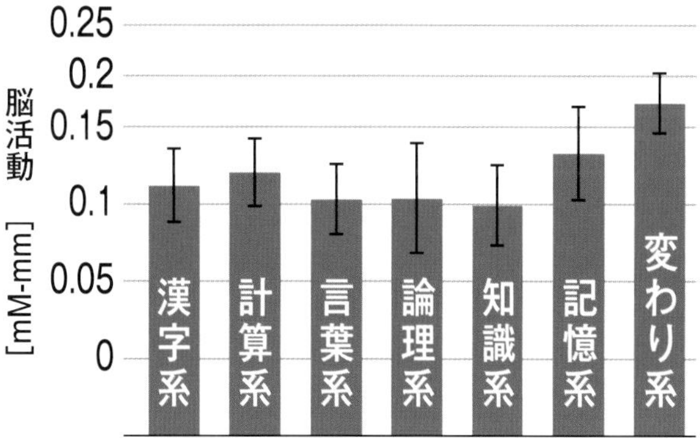

出典：系統別の有意差「脳血流量を活用した脳トレドリルの評価」より

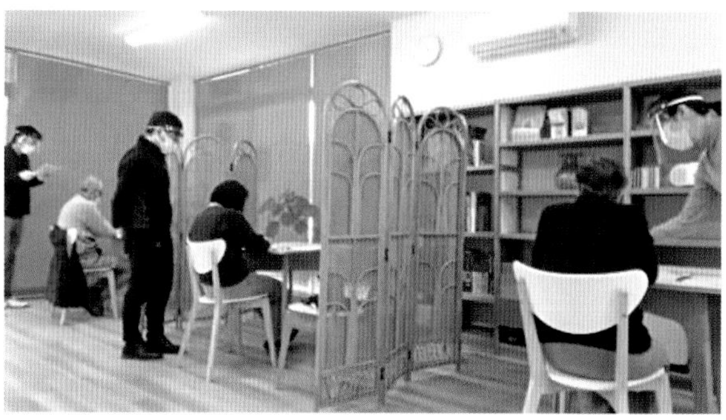

NIRSを使用した本書ドリルの試験のようす

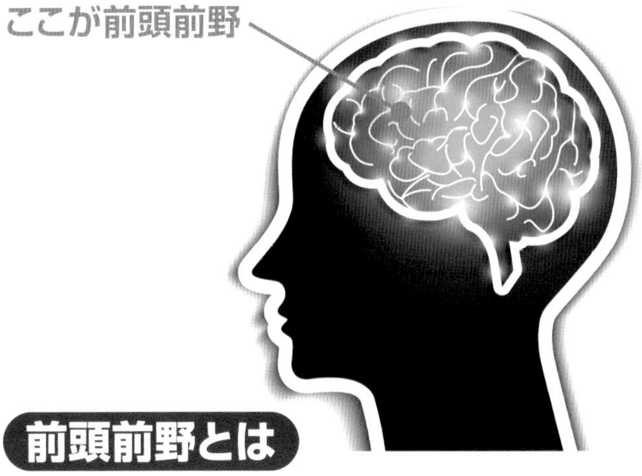

前頭前野とは

大脳の約30%を占め「脳の司令塔」とも呼ばれる領域。考える・記憶する・感情をコントロールする・判断するなど、認知機能をつかさどっている。

トポグラフィ画像（脳血流測定）

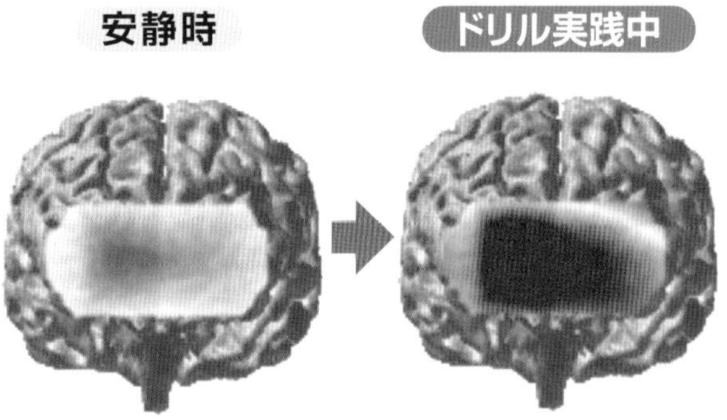

ドリルを実践する前の前頭前野の血流

赤い部分は脳の血流を表している。ドリルの試験中に血流が向上した

頭葉」に分けられます。この４つの領域はそれぞれ異なった役割を持ち、最も重要な働きを行うのが、おでこのすぐ後ろにある前頭葉の前頭前野です。

前頭前野は、私たち人間の認知機能をつかさどり、「脳の司令塔」とも呼ばれています。

認知機能とは、思考や判断、記憶、意欲、学習、計算、言語、想像など、脳の高度な活動のこと。仕事や家事、趣味、人とのコミュニケーションなど、人間らしい生活が送れるのも、前頭前野の働きによるものといっても過言ではありません。

ただし、新しいことを学習したり、記憶したりする機能は20代をピークに、その後は徐々に低下します。中高年に差しかかると、年を重ねるごとに物忘れやうっかりミスが増えてきます。これも前頭前野の衰えによるものです。

問題を楽しみながら速く解くことを心がけよう

一方で、前頭前野の働きは数字や文字を使ったドリルを解く脳トレによって、復活させることができます。

物忘れやうっかりミスが減り、感情面も上手にコントロールできるようになります。年齢に関係なく、人間らしい生活を取り戻せるのです。

『漢字脳活ひらめきパズル』シリーズでは、NIRSによる試験で脳の前頭前野の活性化を確認したものと同種のドリルの中から、漢字系の問題を厳選して収録しています。

問題に取り組むさいに特に意識してほしいのが、間違いはあまり気にせずにできるだけ速く解くこと。正解にこだわり、じっくり考えるよりも、間違いを気にせずに速く解くほうが、前頭前野は活発に働くようになるからです。

さらに、楽しみながら解くことも肝心。同じ脳を使うにしても、つまらなかったり、考え込んだりしてしまうと、脳の血流が減少することもあるのです。本書では、点を１から順につないで漢字を浮かび上がらせる「数字つなぎ三字熟語」や、ピースを組み合わせて漢字を作る「二字熟語ジグソー」など、楽しみながら取り組める問題ばかりです。

30日間、毎日異なるドリルを実践でき、新たな知識を得ることもできるでしょう。ぜひ日々の習慣として『漢字脳活ひらめきパズル』を楽しんでください。

毎日脳活スペシャル 漢字脳活ひらめきパズルの効果を高めるポイント

ポイント1 毎日続けることが大切

「継続は力なり」という言葉がありますが、漢字パズルは毎日実践することで、脳が活性化していきます。２～３日に１度など、たまにやる程度では効果は現れません。また、続けていても途中でやめると、せっかく若返った脳がもとに戻ってしまいます。毎日の日課として、習慣化するのが、脳を元気にするコツだと心得てください。

ポイント2 1日2ページ、朝食後の午前中に

１日のうちで脳が最も働くのが午前中です。できるかぎり、午前中に取り組みましょう。一度に多くの漢字ドリルをやる必要はなく、１日２㌻でOK。短い時間で集中して全力を出し切ることで、脳の機能は向上していくのです。また、空腹の状態では、脳はエネルギー不足。朝ご飯をしっかり食べてから行いましょう。

ポイント3 できるかぎり静かな環境で

静かな環境で取り組むことがポイントです。集中しやすく、脳の働きもよくなります。テレビを見ながらや、ラジオや音楽を聴きながらやっても、集中できずに脳を鍛えられないことがわかっています。周囲が騒がしくて気が散る場合は、耳栓を使うといいでしょう。

ポイント4 制限時間を設けるなど目標を決めて取り組む

目標を決めると、やる気が出てきます。本書では、年代別に制限時間を設けていますが、それより少し短いタイムを目標にするのもいいでしょう。解く速度を落とさずに、正解率を高めていくのもおすすめです。１ヵ月間連続して実践するのも、立派な目標です。目標を達成したら、自分にご褒美をあげると、さらに意欲も出てきます。

ポイント5 家族や友人といっしょに実践する

家族や友人といっしょに取り組むのもおすすめです。競争するなどゲーム感覚で実践すると、さらに楽しくなるはずです。何よりも、「脳を鍛える」という同じ目的を持つ仲間と実践することは、とてもやりがいがあります。漢字ドリルの後、お茶でも飲みながらコミュニケーションを取ることも、脳の若返りに役立つはずです。

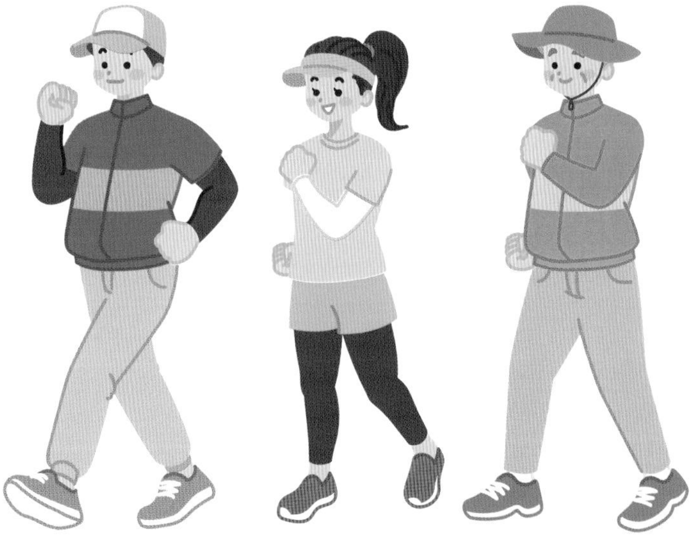

とにかく楽しい厳選問題！

大人気脳トレ「漢字パズル」15

記憶力・認知力アップ

問題を手がかりに一時的に覚える「短期記憶」と子供のころに習った漢字など「思い出す力」を鍛えます。

- 1・16日目 漢字足し算言葉
- 6・21日目 熟語駅伝
- 9・24日目 漢字ピックアップ
- 12・27日目 体の部位当てドリル
- 14・29日目 言葉かくれんぼ

漢字ピックアップ

四字熟語

① 4文字

無	倒	欲
雪	天	縦
衣	三	逃

答え □

② 4文字

五	切	束
文	三	念
一	里	二

答え □

③ 4文字

挙	余	移
二	両	一
木	富	得

答え □

注意力・集中力アップ

指示どおりの文字を探したり、浮かび上がった図形から文字を読み取ったりするなど、注意力・集中力が磨かれます。

- 4・19日目 数字つなぎ三字熟語
- 7・22日目 二字熟語足し算
- 13・28日目 ことわざ間違い探し

ことわざ間違い探し

	誤	正
① 悪銭歯に付かず	□	▶ □
② 恋女房は身代の薬	□	▶ □
③ 白羽の矢が討つ	□	▶ □
④ 長い物には抱かれろ	□	▶ □
⑤ 一年の形は元旦にあり	□	▶ □
⑥ 油は水よりも濃い	□	▶ □
⑦ 歳月時を待たず	□	▶ □

直感力アップ

知識や経験を総動員して、素早く決断を下したり行動に移したりする力が身につきます。

- 3・18日目 漢字スケルトン
- 8・23日目 熟語1/4ピース
- 11・26日目 漢字連想クイズ
- 15・30日目 二字熟語ジグソー

二字熟語ジグソー

①～⑩は「都道府県の名前」です。

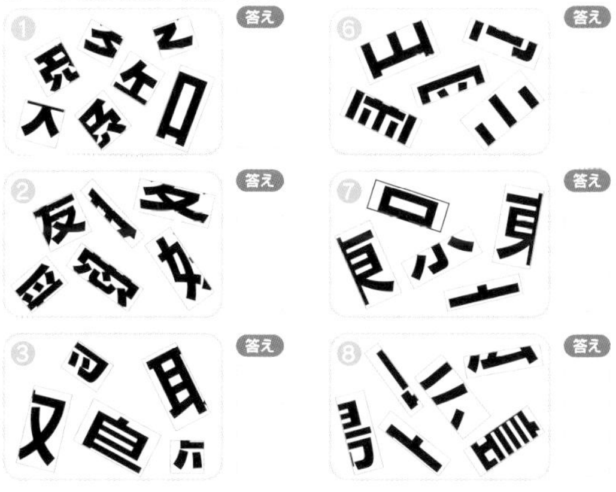

思考力・想起力アップ

論理的に考える問題や推理しながら答えを導く問題で、考える力を磨き、頭の回転力アップが期待できます。

- 2・17日目 チラリ四字熟語
- 5・20日目 二字熟語クロス
- 10・25日目 漢字熟語しりとり

チラリ四字熟語

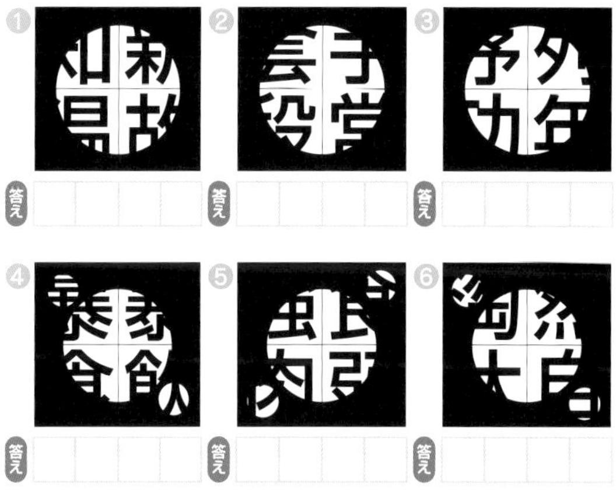

1日目 漢字足し算言葉

実践日

月　日

難易度4 ★★★★☆

枠内の漢字、もしくは熟語を２つか３つつなげて、❶〜⑳が示す言葉を作ってください。❶〜❺はAの枠の中から、漢字、もしくは熟語をマスの数に合わせて選びます。B以下も同様に行います。

A

黄金	手間	集団	星雲	必勝
望遠	日本	折衷	天井	室
洋	茶	仕事	真剣	鏡
家屋	勝負	天体	和	業務
先手	遠近	欧米	片	行動

❶ おおぜいで規律ある動きをすること □□□□

❷ 出鼻をくじくことで有利になること □□□□

❸ 星座や流星を見るための道具 □□□□□

❹ 畳や縁側があるところ □□□□

❺ 本業の合間に行う簡単な職務 □□□□□

B

天	者	食品	有給	番付
休日	物	心配	間	公務
料	員	卓	値段	無用
人	税金	中止	長	家内
休暇	地域	国家	添加	代休

❻ お金がもらえる休み □□□□

❼ 安心していられること □□□□

❽ 高額納税者のランキング □□□□

❾ 財務省や外務省、総務省で働く人 □□□□□

❿ 保存料や甘味料を総称して □□□□□

解答 ❶集団行動、❷先手必勝、❸天体望遠鏡、❹日本家屋、❺片手間仕事、❻有給休暇、❼心配無用、❽長者番付、❾国家公務員、❿食品添加物

脳活ポイント

記憶力と認知力がよく磨かれる

質問内容を覚えて意味を認識しながら、枠の中から関連する漢字を選びます。数をこなしていくほど、漢字の単語をスッと思い出せるようになり、記憶力と認知力が磨かれます。

目標時間

50代まで	60代	70代以上
15分	20分	25分

正答数　　／20問

かかった時間　　分

C

馬	大工	文句	地図	手
縦	予報	休日	性格	動体
視力	習慣	師	測定	根性
日本	横	野次	気象	士
世界	鳥	動	日曜	模型

⑪ 休みのときの木工仕事。DIY

⑫ 無責任で、なんでも見たがる性質

⑬ 伊能忠敬により作られた

⑭ 特に球技などをする人に必要な見る力

⑮ お天気お姉さん

D

構内	間	車内	天下	板
書	整理	提示	電光	坊主
売店	三日	紙	保険	調整
自己	証明	時	盤	地方
掲示	電車	区画	販売	身分

⑯ 新幹線などのワゴンサービス

⑰ 飽きっぽくて長続きしない人

⑱ 多数の電球の点滅で文字や図を示す装置

⑲ 道路拡張などの都市計画

⑳ パスポートや運転免許証

解答 ⑪日曜大工、⑫野次馬根性、⑬日本地図、⑭動体視力、⑮気象予報士、⑯車内販売、⑰三日坊主、⑱電光掲示板、⑲区画整理、⑳身分証明書

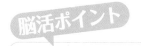

2日目 チラリ四字熟語

実践日

月　日

難易度③★★★☆☆

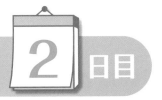

各問、漢字が４個バラバラに並んでいますが、漢字の一部分しか見えていません。それぞれの漢字を推測し、四字熟語になるよう並べ替えてください。各ページのリストにある36文字の漢字が使われています。

①～⑨のリスト

正	序	新	暴	大	自	温	公	故	食	知	列
長	常	満	套	不	手	強	淘	年	然	功	肉
飲	段	暴	老	身	食	弱	汰	創	痍	寿	明

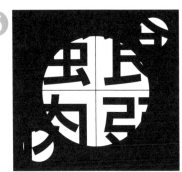

①
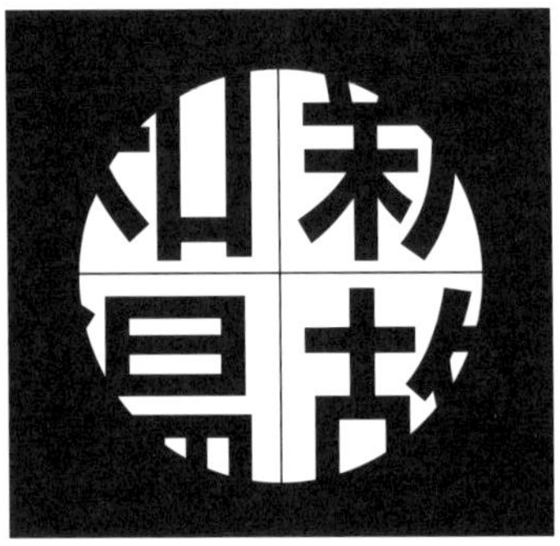
答え

②
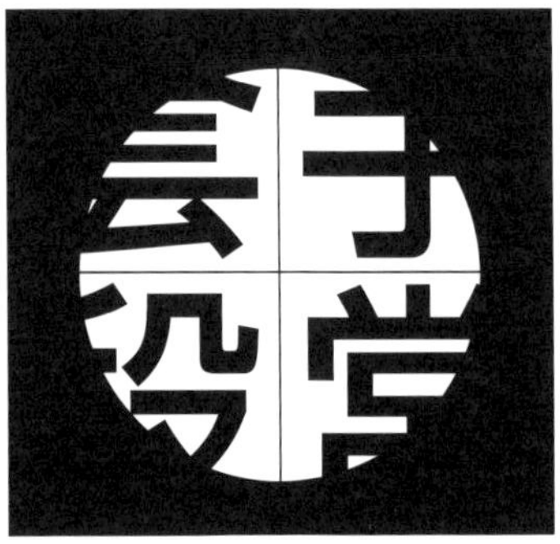
答え

③
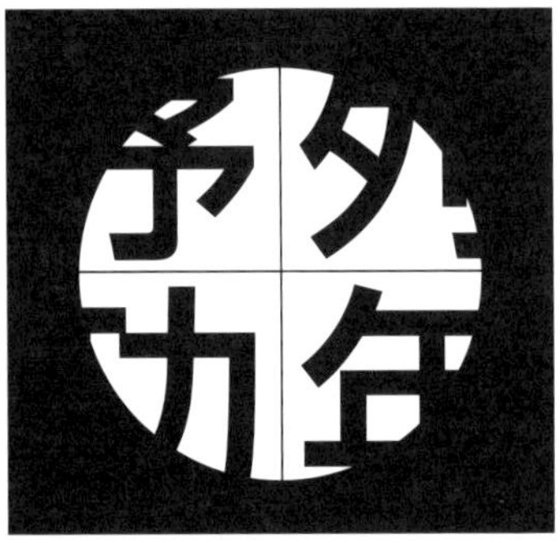
答え

④
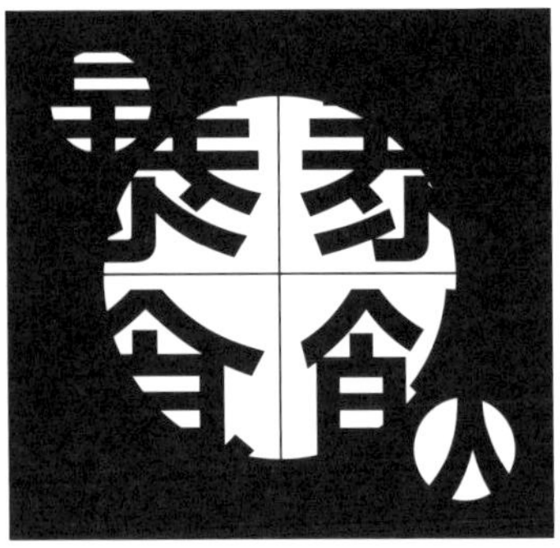
答え

⑤

答え

⑥
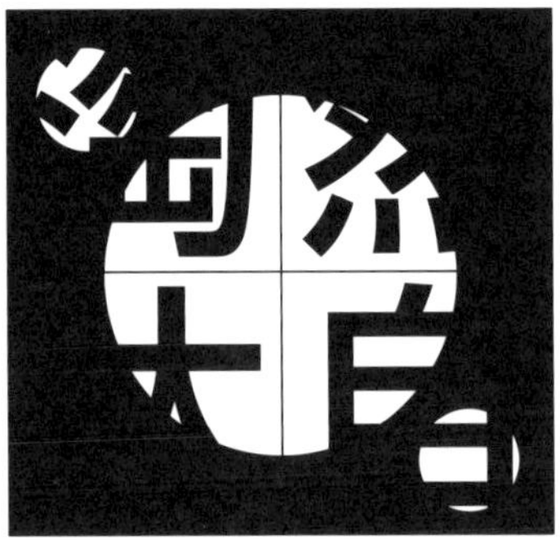
答え

⑦
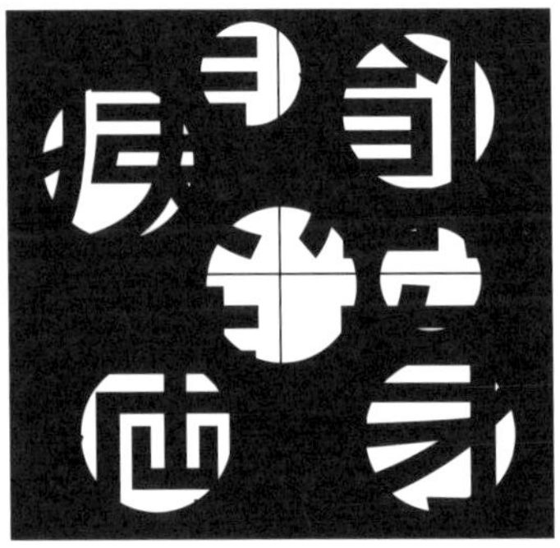
答え

⑧
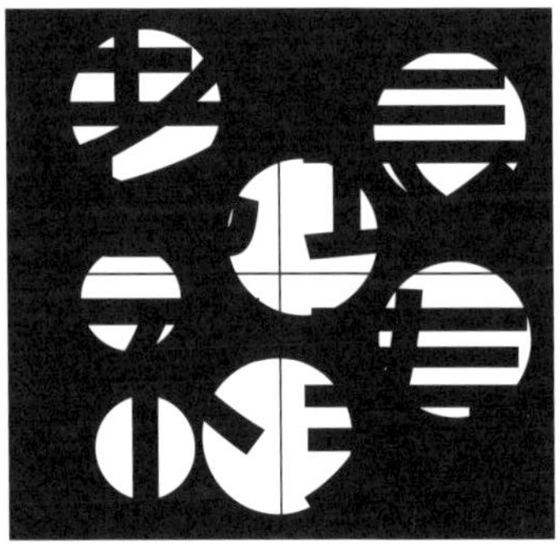
答え

⑨
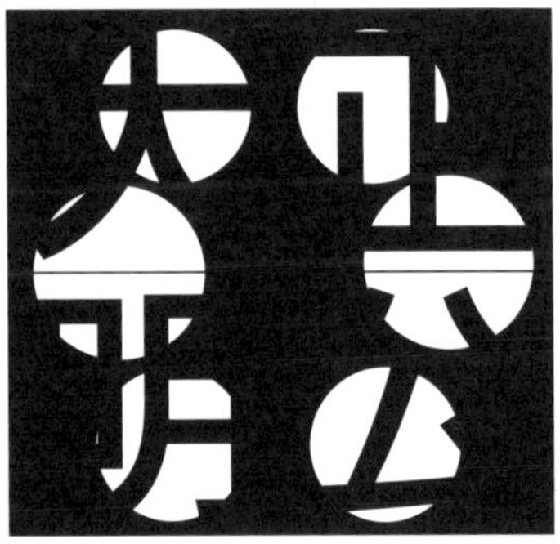
答え

解答 ①温故知新、②常套手段、③年功序列、④暴飲暴食、⑤弱肉強食、⑥自然淘汰、⑦満身創痍、⑧不老長寿、⑨公明正大

脳活ポイント

想起力やイメージ力を鍛錬

穴からチラリと見えている４つの漢字から全体を推測することで、脳のイメージ力や想起力が鍛えられます。また、注意力や推理力、直感力を養うこともできると考えられます。

目標時間

50代まで	60代	70代以上
20分	25分	30分

正答数	かかった時間
／18問	分

⑩〜⑱のリスト

多　公　応　致　転　同　滅　病　媚　博　結　泰
因　満　大　小　光　奉　息　下　一　報　学　風
起　場　才　平　無　災　果　異　天　承　私　明

⑩

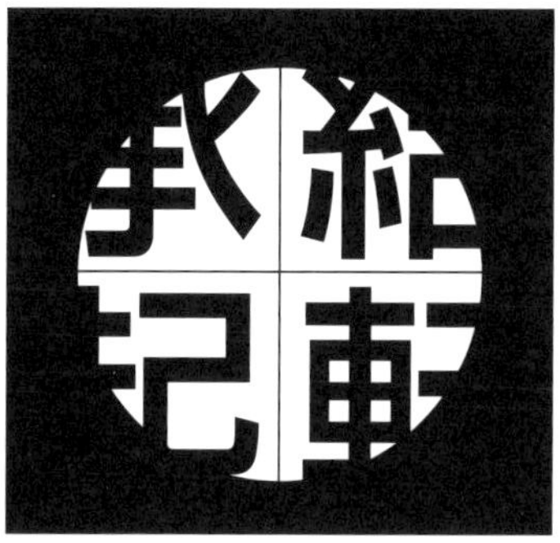

答え

⑪

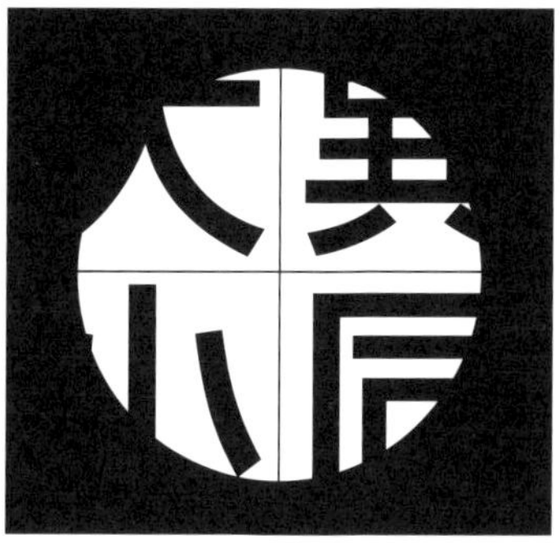

答え

⑫

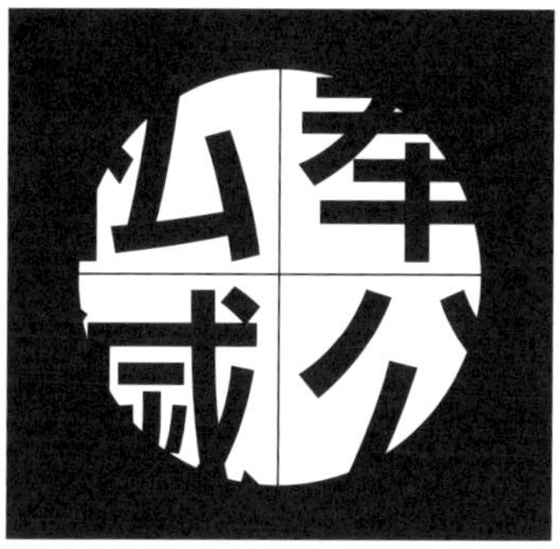

答え

⑬

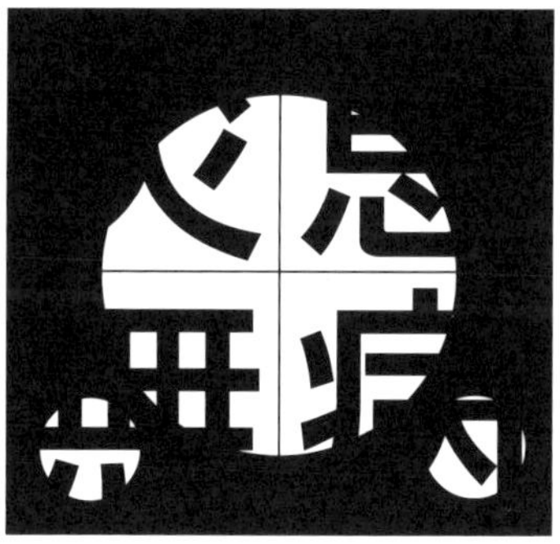

答え

⑭

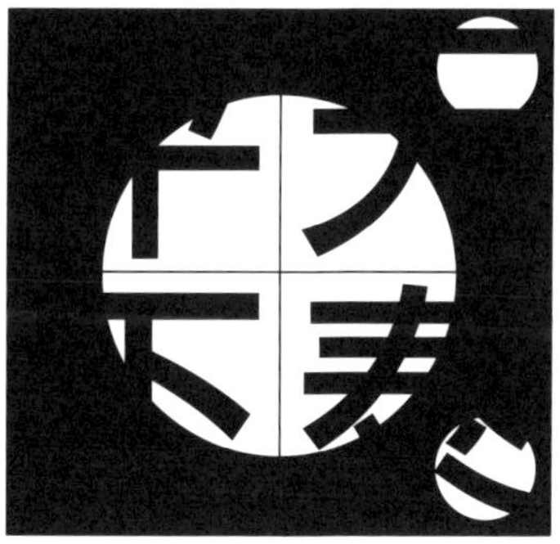

答え

⑮

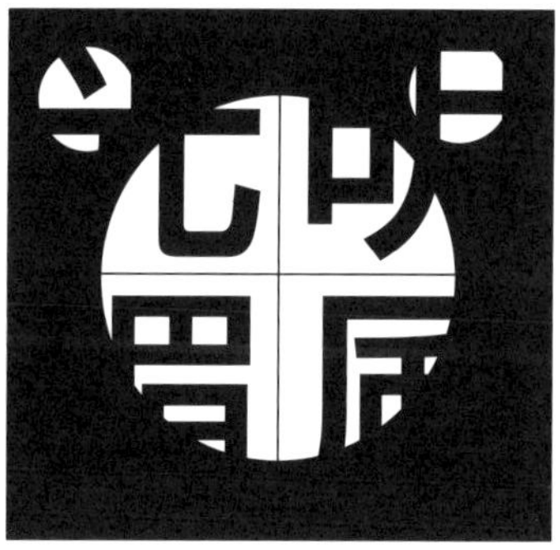

答え

⑯

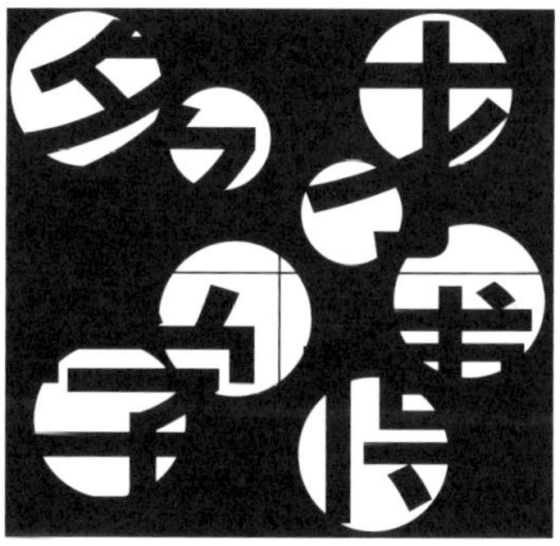

答え

⑰

答え

⑱

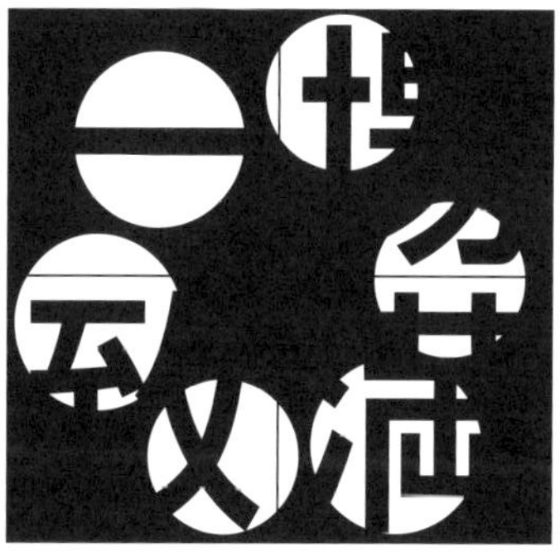

答え

解答　⑩起承転結、⑪大同小異、⑫滅私奉公、⑬無病息災、⑭天下泰平、⑮風光明媚、⑯博学多才、⑰因果応報、⑱満場一致

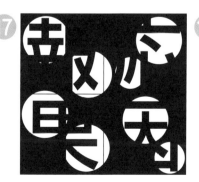

3日目 漢字スケルトン

実践日

月　日

難易度③★★★☆☆

　各問のリストにある二字熟語、三字熟語、四字熟語が共通の漢字でそれぞれつながるように各問のマスに入れていってください。１つだけ余った熟語が答えになります。

●例題

答え　小論文

奇	想	天	外	■	英
跡	■	文	■	■	作
■	■	学	位	論	文

リスト
奇跡　英作文　天文学
小論文　学位論文
奇想天外

① 答え

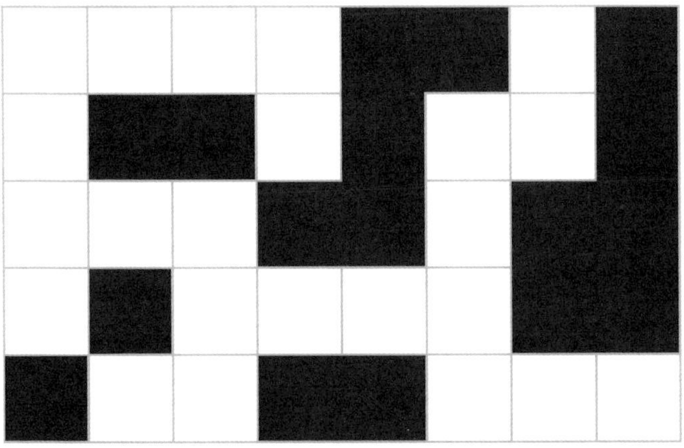

リスト
医者　店主　消滅　株主　人格者
自由人　社交性　会社組織
地産地消　地方自治　株式会社
格差社会

② 答え

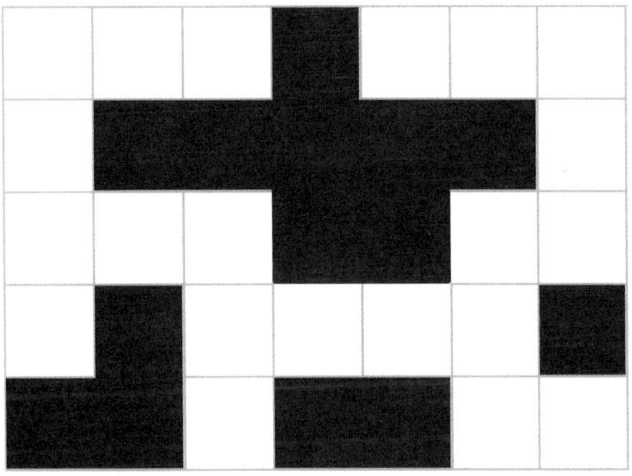

リスト
最悪　式場　空手家　最新式
絶縁体　悪影響　不注意
意地悪　体温計　空前絶後
温故知新

③ 答え

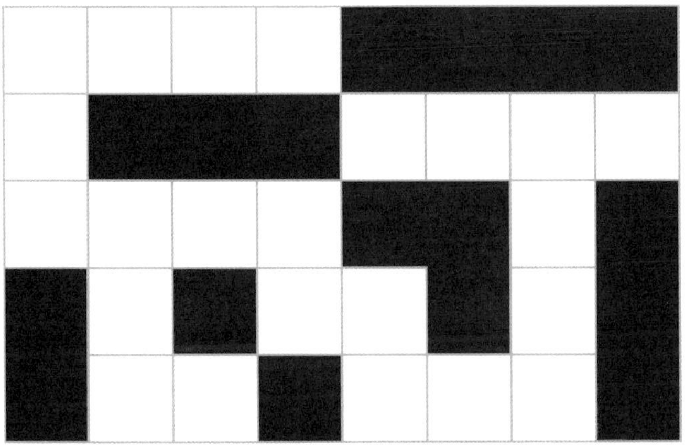

リスト
技術　固定　断固　定理　格闘技
公共性　理容室　公明正大
動体視力　性格診断　直立不動
視聴覚室

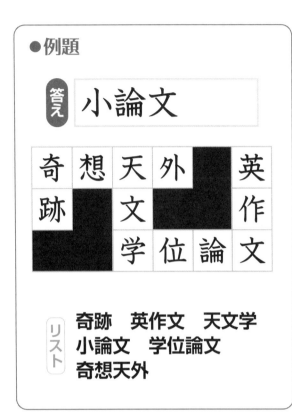

脳活ポイント

注意力と想起力を鍛える

リストにある熟語をクロスワード風に当てはめていくため、注意力が大いに鍛えられます。また、想起力や推理力、語彙力の鍛錬にも役立つことが期待できます。

目標時間

50代まで	60代	70代以上
20分	30分	40分

正答数　　　　　　かかった時間

／7問　　　分

④ 答え

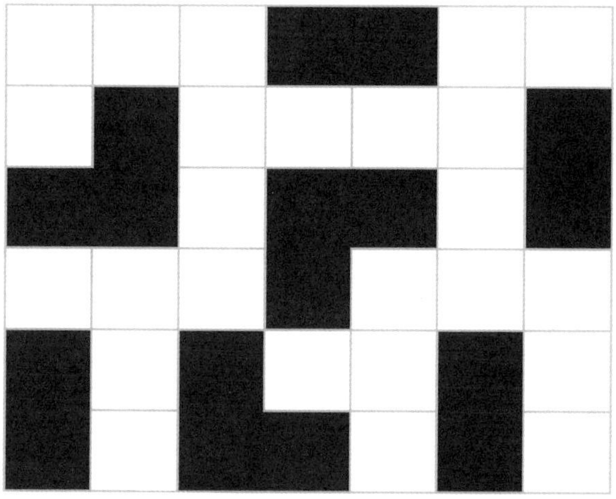

リスト
目的　即効　合図　科目
合衆国　逆効果　護身術
看護師　逆説的　的中率
科学小説　国語教師
語学留学

⑤ 答え

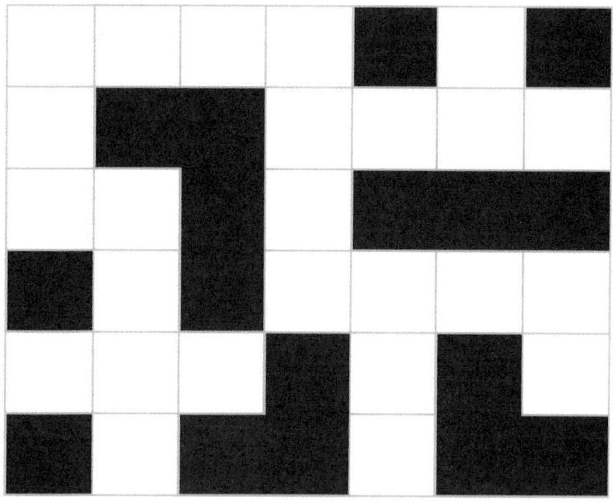

リスト
人工　国民　鋭角　共和国
自主的　進歩的　共同声明
治水工事　明治維新　新陳代謝
民主主義　新進気鋭

⑥ 答え

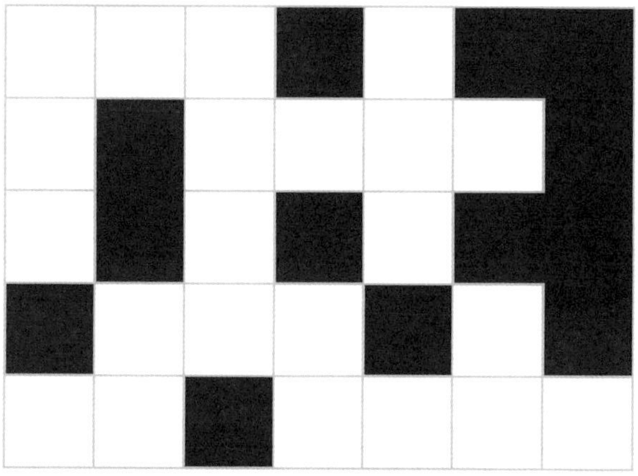

リスト
理解　不正　改正　強請
不義理　不条理　短編集
京人形　短絡的　中心人物
集中講義　解散請求

⑦ 答え

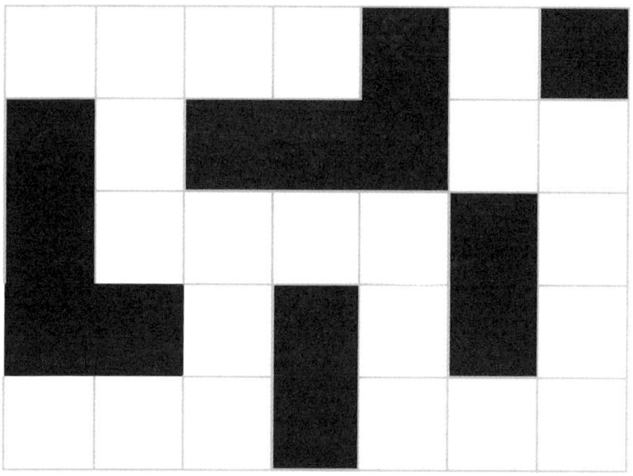

リスト
帝王　王道　健康美　経験則
実体験　美意識　未経験
神経質　精神統一　質実剛健
道路標識

※解答は84ページをご覧ください

4日目

数字つなぎ三字熟語

実践日

月　　日

難易度③★★★☆☆

１の★印から２の●印、３の●印というように各数字の印を順序よく線でつなぐと現れる３文字の漢字を使ってできる熟語を答えてください。最後の数字の印は☆です。最後まで線を引かなくても答えは導けます。

①

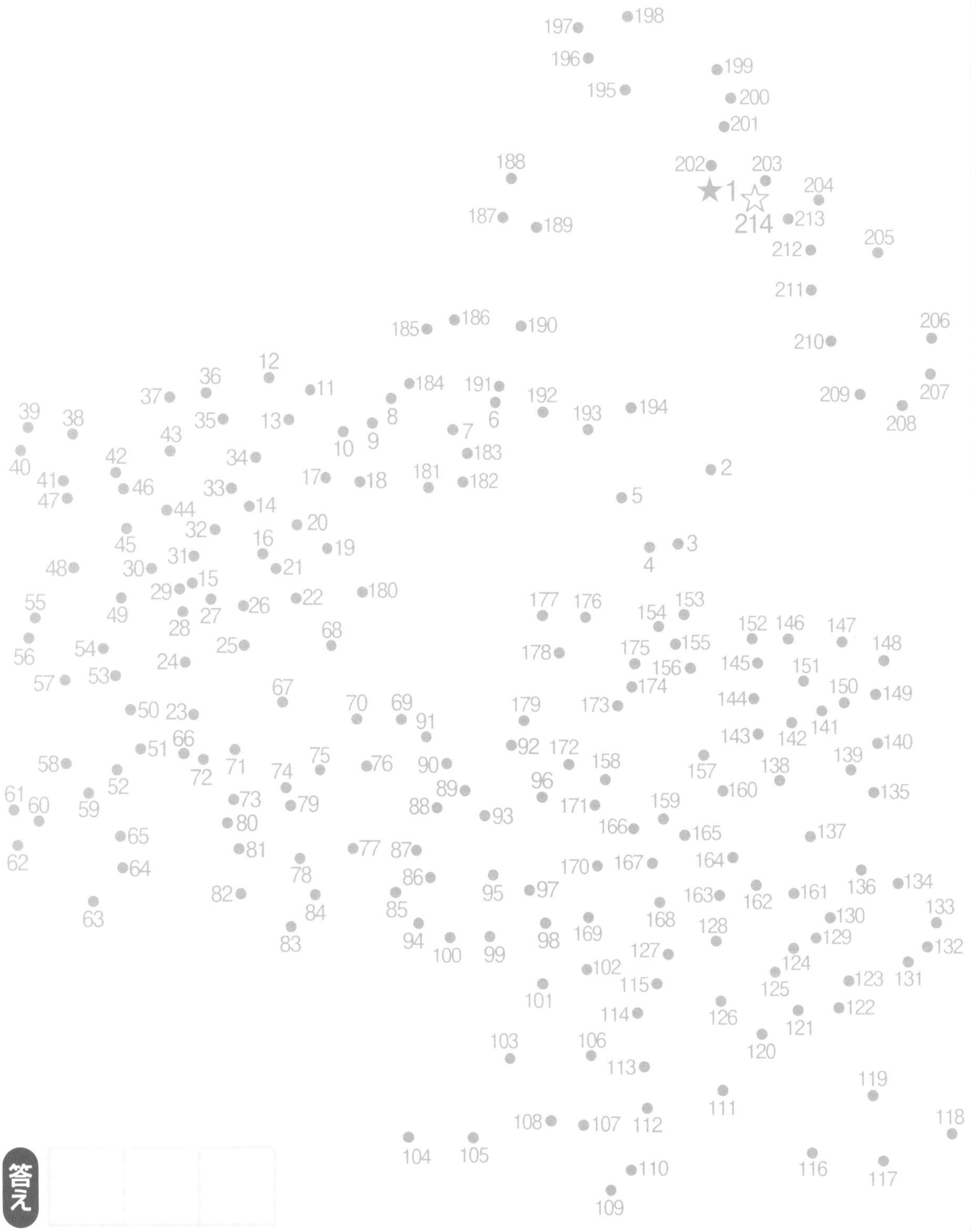

答え

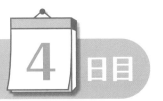

脳活ポイント

見る力を磨き脳が活性

浮かび上がった図形から漢字を読み取り、三字熟語が何かを答えることで、脳の「見る力」の訓練にもなります。また、点を１から順につなげるため、注意力や集中力も鍛えられます。

目標時間

50代まで	60代	70代以上
15分	30分	40分

正答数　／2問

かかった時間　分

❷

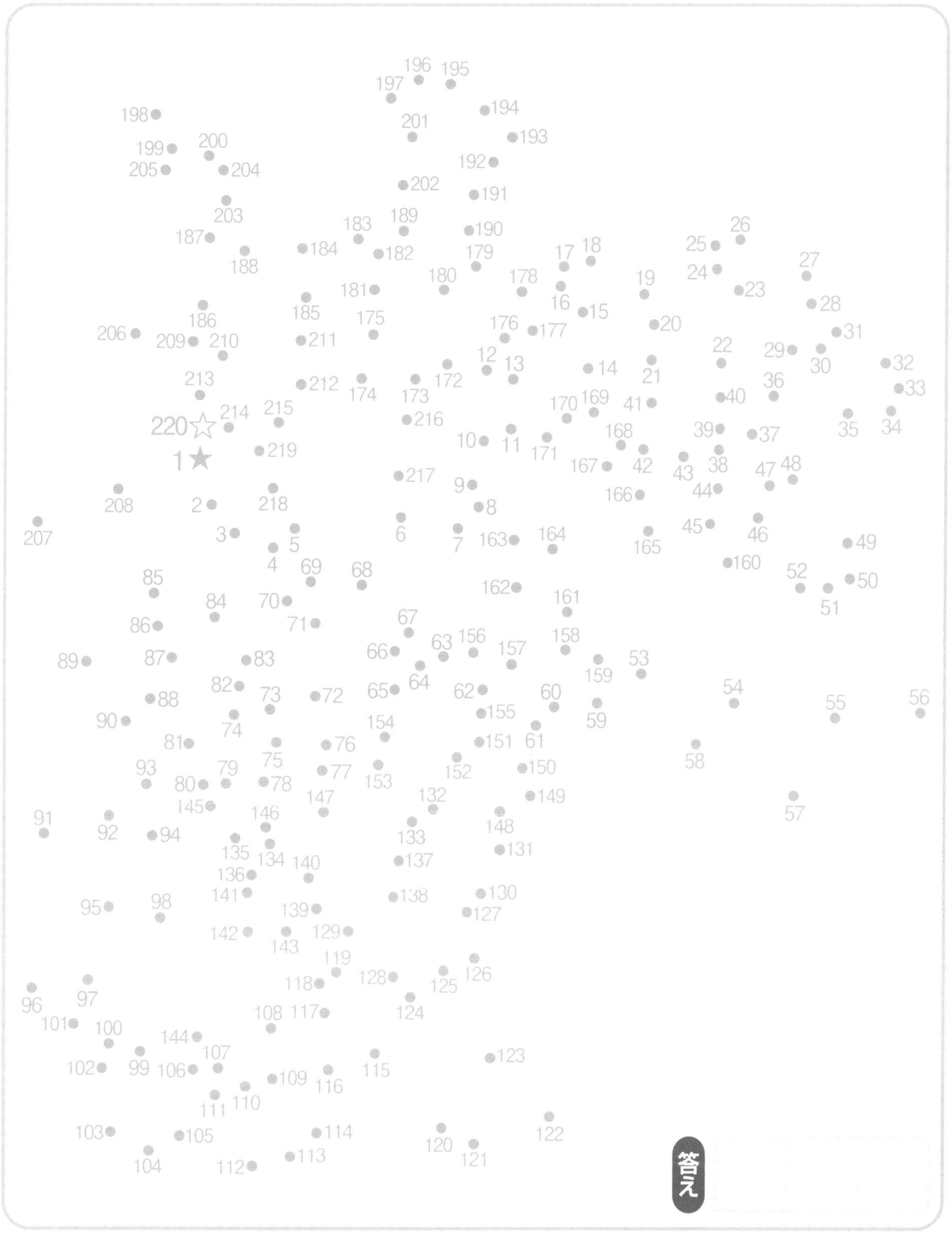

答え

※解答は84ﾍﾟをご覧ください

5日目 二字熟語クロス

実践日

月　日

難易度 4 ★★★★☆

下のリストから、上下左右にある漢字と組み合わせて二字熟語を４つ作れる漢字を選び、中央のマスに記入します。ページごとに16問すべて解いたら、リストに残った４字の漢字から四字熟語を作ってください。

①

	登	
学		正
	歌	

②

	奮	
再		床
	源	

③

	甘	
禁		場
	豪	

④

	迫	
写		実
	理	

⑤

	垣	
球		気
	性	

⑥

	解	
抹		息
	毒	

⑦

	新	
定		則
	約	

⑧

	心	
手		慮
	置	

⑨

	看	
重		気
	院	

⑩

	小	
仮		明
	話	

⑪

	愛	
純		緒
	景	

⑫

	船	
長		館
	行	

⑬

	急	
海		行
	通	

⑭

	草	
原		外
	件	

⑮

	投	
融		格
	唱	

⑯

	読	
図		類
	籍	

①～⑯のリスト

倒	根	流	書	病	主	酒
配	案	起	説	合	真	情
旅	客	消	規	転	校	

⑰ 四字熟語の答え

答え

解答 ①校、②起、③酒、④真、⑤根、⑥消、⑦規、⑧配、⑨病、⑩説、⑪情、⑫旅、⑬流、⑭案、⑮合、⑯書、⑰＜四字熟語の答え＞主客転倒

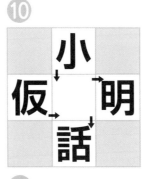

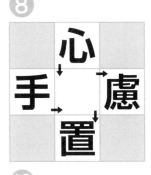

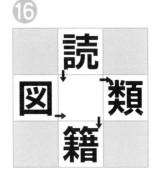

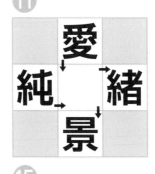

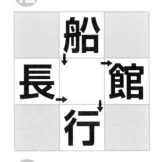

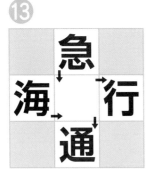

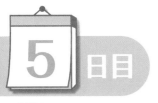

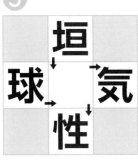

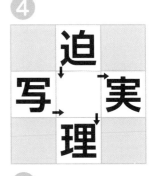

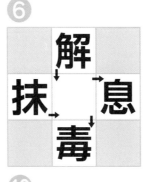

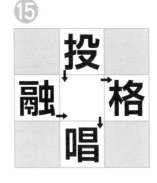

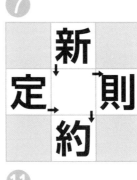

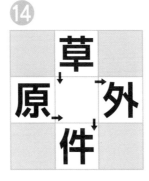

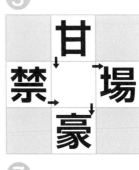

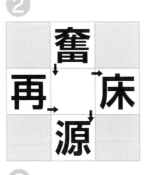

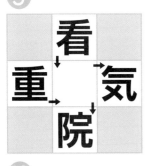

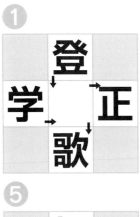

脳活ポイント

思考力と想起力を磨く！

４つの二字熟語に共通する漢字を探すのに必要な思考力や想像力・洞察力や、漢字を思い出す想起力が養われると考えられます。また、漢字力や語彙力を向上させる効果も期待できるでしょう。

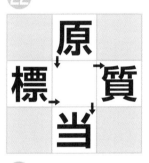

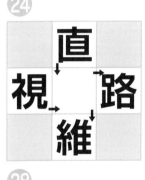

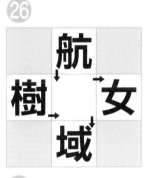

目標時間

50代まで	60代	70代以上
25分	35分	45分

正答数　／34問　　かかった時間　分

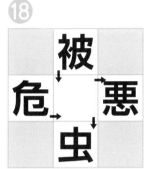

⑱ 上：被　左：危　右：悪　下：虫

⑲ 上：快　左：暴　右：手　下：動

⑳ 上：誤　左：時　右：別　下：異

㉑ 上：研　左：監　右：正　下：理

㉒ 上：原　左：標　右：質　下：当

㉓ 上：給　左：食　右：金　下：理

㉔ 上：直　左：視　右：路　下：維

㉕ 上：大　左：異　右：身　下：更

㉖ 上：航　左：樹　右：女　下：域

㉗ 上：技　左：講　右：匠　下：走

㉘ 上：文　左：動　右：絡　下：拍

㉙ 上：稚　左：金　右：拓　下：座

㉚ 上：免　左：特　右：容　下：可

㉛ 上：日　左：参　右：明　下：会

㉜ 上：香　左：給　右：草　下：圧

㉝ 上：必　左：相　右：到　下：伐

⑱～㉝のリスト

害　照　師　水　新　本　料
年　賀　挙　差　変　海　脈
修　殺　許　魚　謹　線

㉞ 四字熟語の答え

答え □□□□

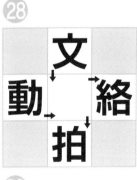

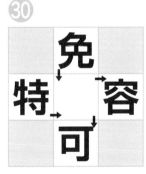

解答 ⑱害、⑲挙、⑳差、㉑修、㉒本、㉓料、㉔線、㉕変、㉖海、㉗師、㉘脈、㉙魚、㉚許、㉛照、㉜水、㉝殺、㉞＜四字熟語の答え＞謹賀新年

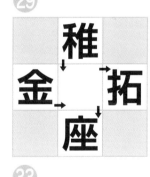

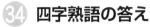

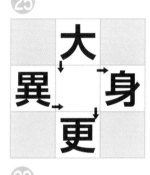

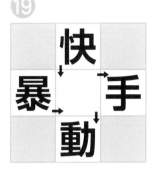

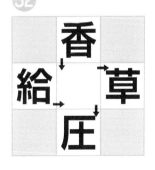

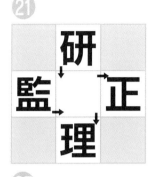

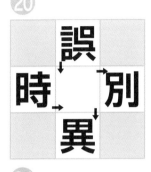

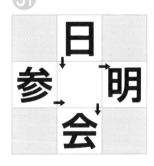

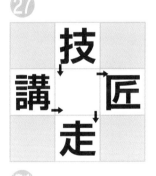

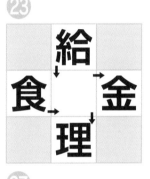

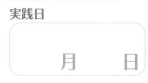

6日目 熟語駅伝

実践日

月　日

難易度4★★★★☆

2～4文字の熟語が成立するよう、問題に提示された漢字をすべて、右のマスに当てはめてください。矢印でつながる上下のマスには同じ漢字が入ります。各問、すでに漢字が入っているマスもあります。

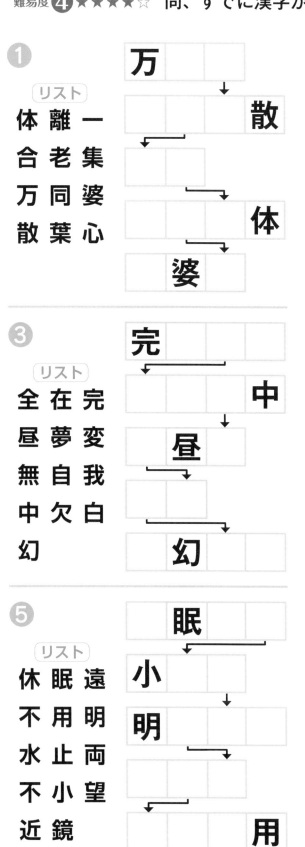

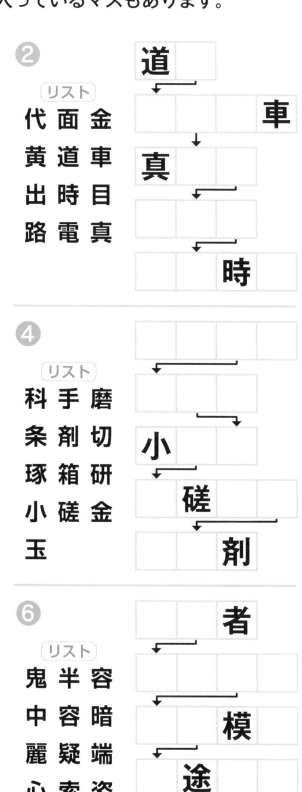

①

リスト

体 離 一
合 老 集
万 同 婆
散 葉 心

万			
			散
			体
	婆		

②

リスト

代 面 金
黄 道 車
出 時 目
路 電 真

道			
			車
真			
		時	

③

リスト

全 在 完
昼 夢 変
無 自 我
中 欠 白
幻

完			
			中
	昼		
	幻		

④

リスト

科 手 磨
条 剤 切
琢 箱 研
小 磋 金
玉

小			
	磋		
		剤	

⑤

リスト

休 眠 遠
不 用 明
水 止 両
不 小 望
近 鏡

	眠		
小			
明			
			用

⑥

リスト

鬼 半 容
中 容 暗
麗 疑 端
心 索 姿
者 途 模

		者	
		模	
	途		

脳活ポイント

脳の司令塔を刺激!

ヒントの漢字をもとに2～4文字の熟語を作り出すため、想起力と言語力が鍛えられるとともに脳の司令塔「前頭前野」が刺激され、認知力や思考力が磨かれます。

目標時間

50代まで	60代	70代以上
25分	35分	45分

正答数 /12問　かかった時間 分

7

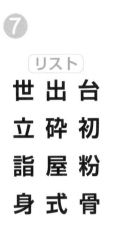

リスト
世 出 台
立 砕 初
詣 屋 粉
身 式 骨

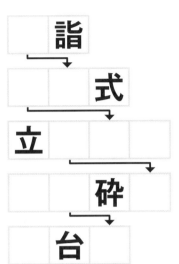

	詣		
		式	
立			
		砕	
	台		

8

リスト
和 太 両
千 見 記
役 日 会
洋 者 平

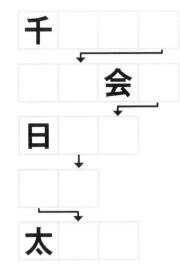

千			
		会	
日			
太			

9

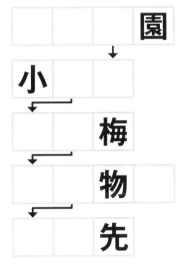

リスト
菜 梅 園
語 松 先
家 取 物
竹 庭 小
引

			園
小			
		梅	
		物	
		先	

10

リスト
箱 手 地
片 人 駄
下 関 方
東 鉄 係
間

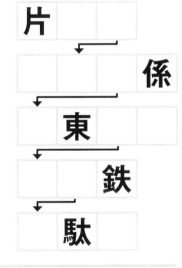

片			
			係
	東		
		鉄	
	駄		

11

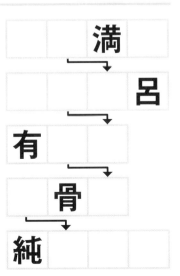

リスト
真 風 有
帆 純 露
垢 骨 順
天 無 満
呂 頂

		満	
			呂
有			
	骨		
純			

12

リスト
同 処 口
急 機 応
変 地 級
異 臨 天
生 置 音

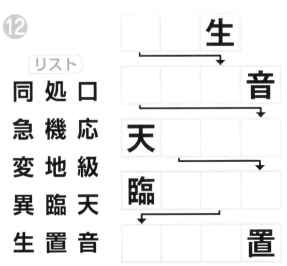

		生	
			音
天			
臨			
			置

※解答は85ページをご覧ください

7日目 二字熟語足し算

実践日

月　日

難易度④★★★★☆

問題の各マスには、ある二字熟語を構成する漢字の一部がバラバラに分割されて書かれています。それらを足し算のように頭の中で組み合わせ、でき上がる二字熟語を解答欄に書いてください。

①

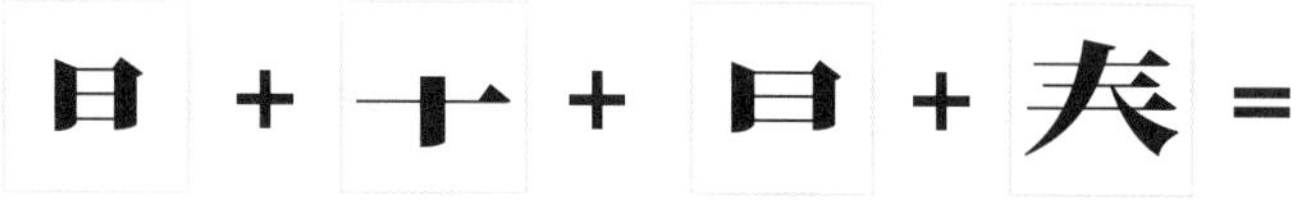

②

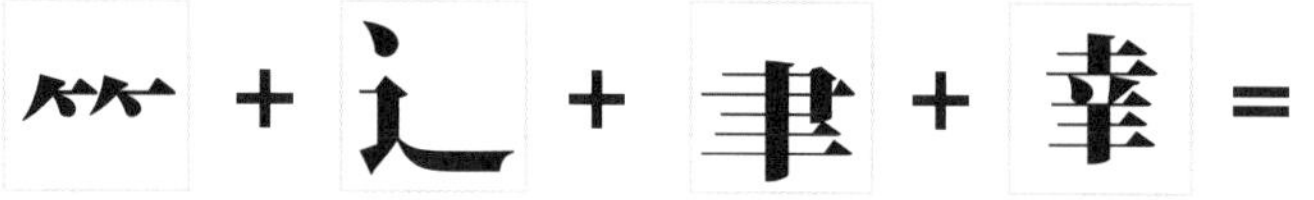

③

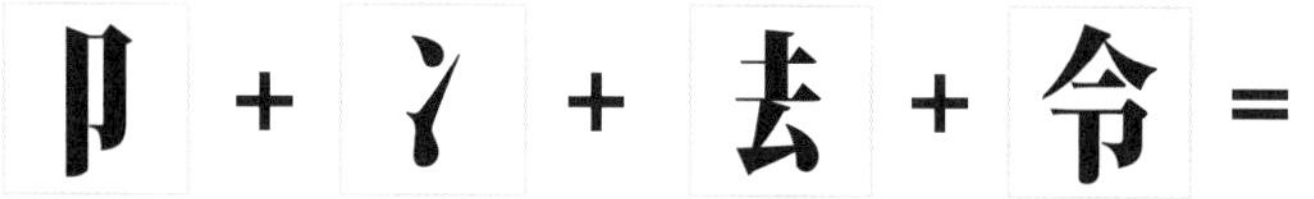

④

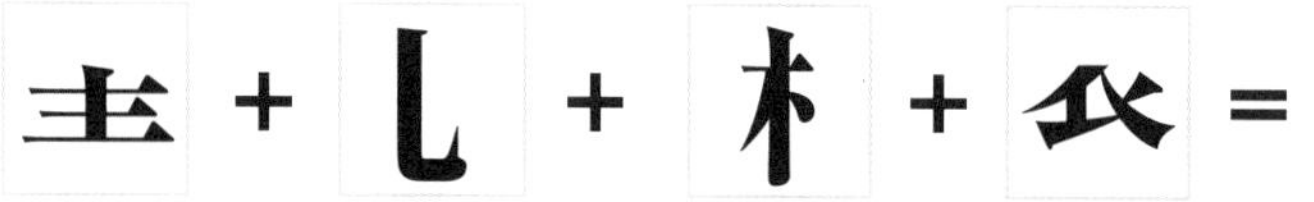

⑤

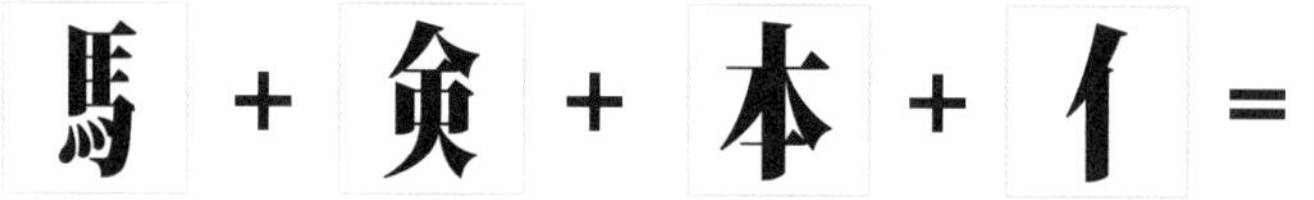

⑥

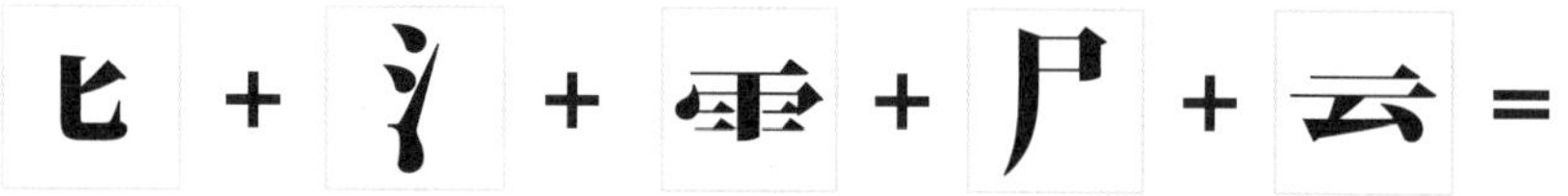

⑦

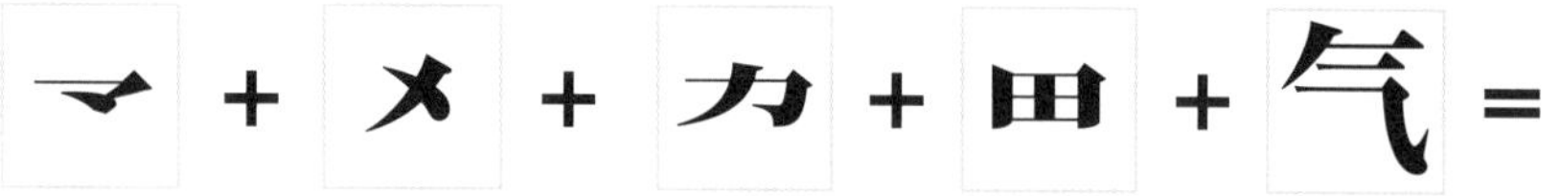

⑧

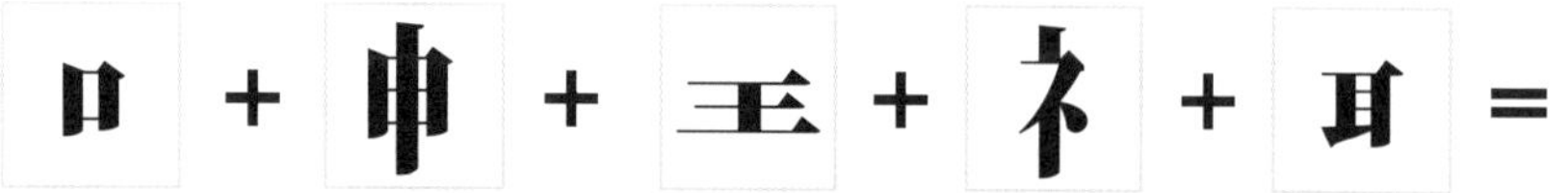

⑨

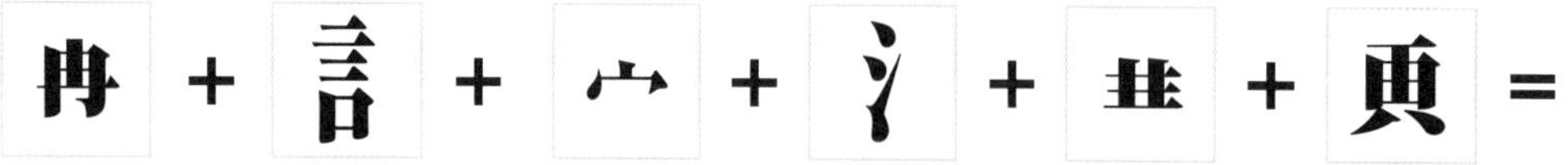

解答 ①早春、②達筆、③冷却、④表札、⑤体験、⑥雲泥、⑦勇気、⑧神聖、⑨講演

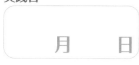

脳活ポイント

注意力が冴えわたる

バラバラになった漢字の偏やつくりからもとの字を推理して熟語にするには、集中力に加えて細かな注意力が必要になります。くり返して問題を解けば、うっかりミスが少なくなっていくでしょう。

目標時間

50代まで	60代	70代以上
15分	20分	25分

正答数 　／18問　　かかった時間　分

⑩ 刂 ＋ 禾 ＋ 券 ＋ 月 ＝ □□

⑪ 囗 ＋ ⺍ ＋ 袁 ＋ 子 ＝ □□

⑫ 央 ＋ 凵 ＋ 亩 ＋ 日 ＝ □□

⑬ 飠 ＋ 欠 ＋ 火 ＋ 反 ＝ □□

⑭ 軍 ＋ 氵 ＋ 辶 ＋ 可 ＝ □□

⑮ 見 ＋ 刀 ＋ 立 ＋ 七 ＋ 木 ＝ □□

⑯ 日 ＋ 女 ＋ 立 ＋ 心 ＋ 子 ＝ □□

⑰ 夕 ＋ 木 ＋ 女 ＋ 口 ＋ 宀 ＝ □□

⑱ 艹 ＋ 隹 ＋ 又 ＋ 乂 ＋ 丩 ＋ 禾 ＝ □□

解答 ⑩勝利、⑪学園、⑫映画、⑬炊飯、⑭運河、⑮親切、⑯好意、⑰名案、⑱収穫

8日目 熟語1/4ピース

実践日

月　日

難易度4★★★★☆

三字熟語、または四字熟語を構成する漢字が、それぞれ4分の1ヵ所、もしくは4分の1×2ヵ所しか表示されていません。正しくは何の漢字かをリストから1つずつ選び、マスに書き入れてください。

1
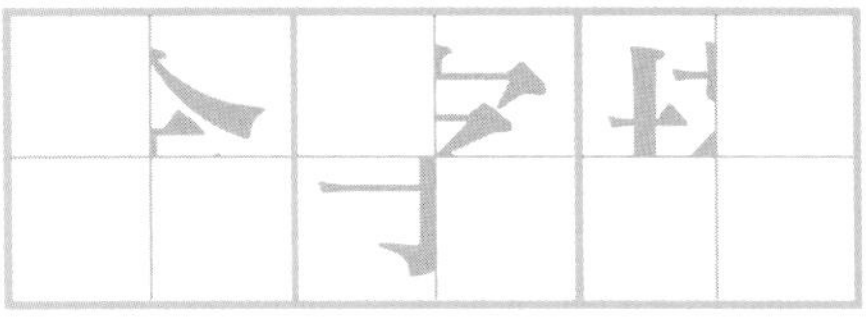

7
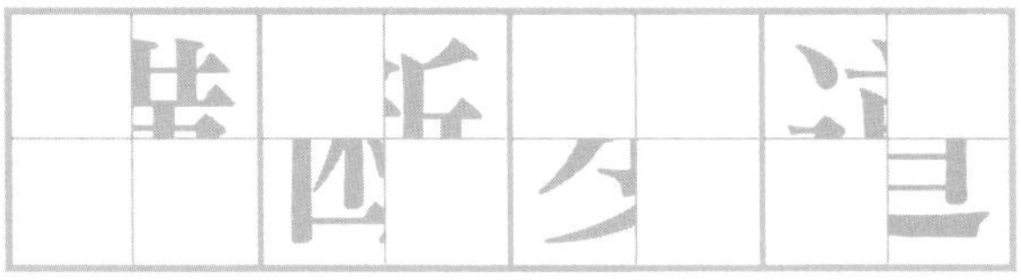

2
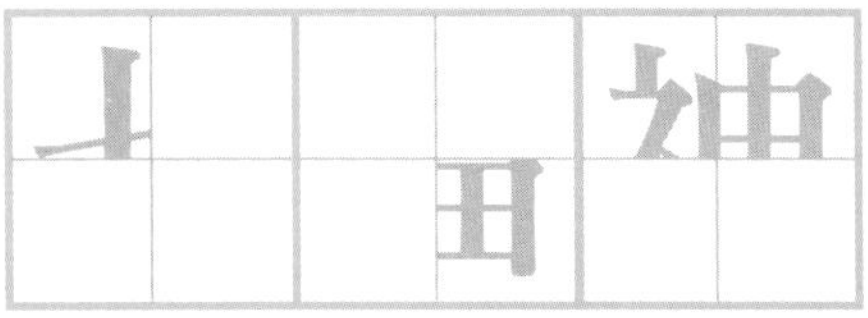

8
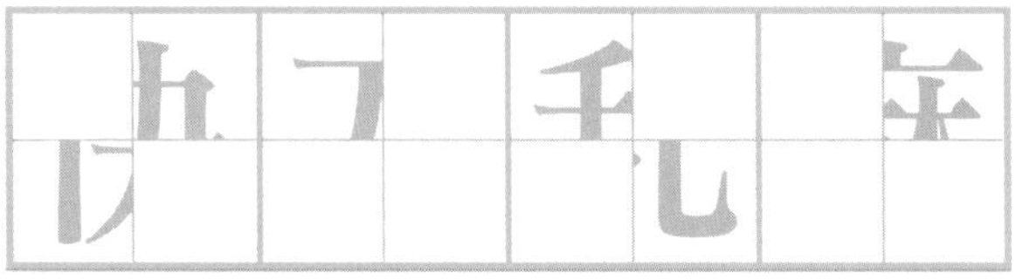

3
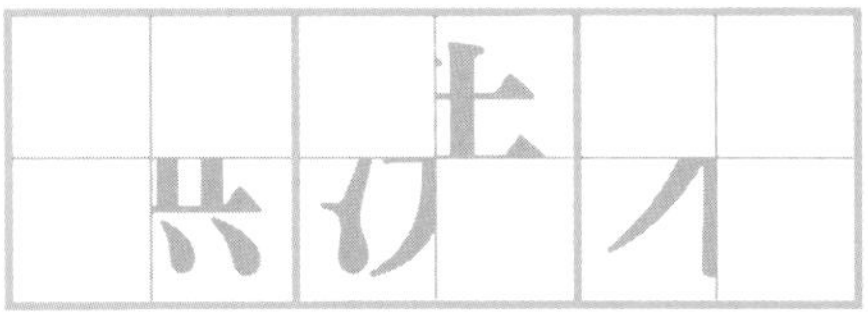

9
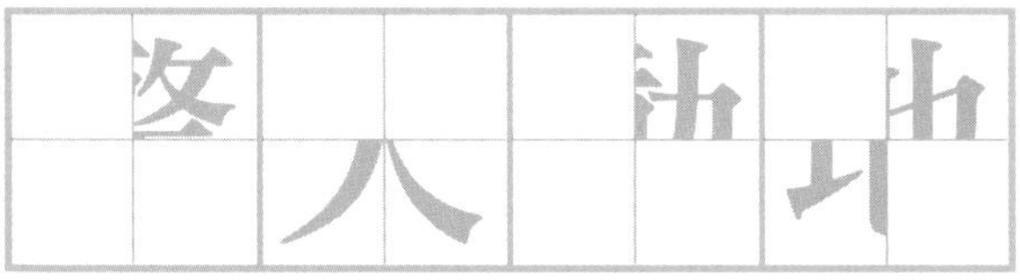

4
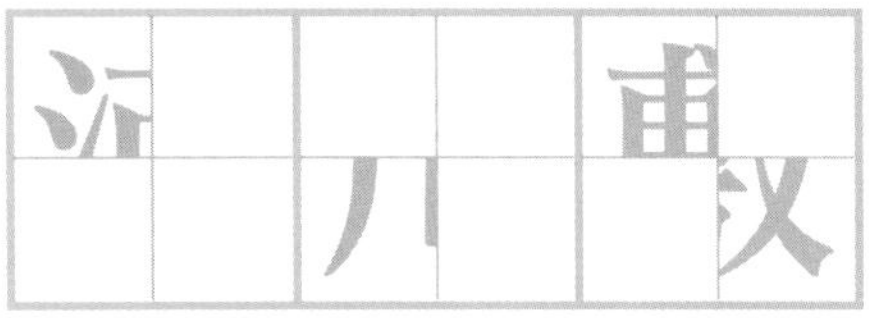

10
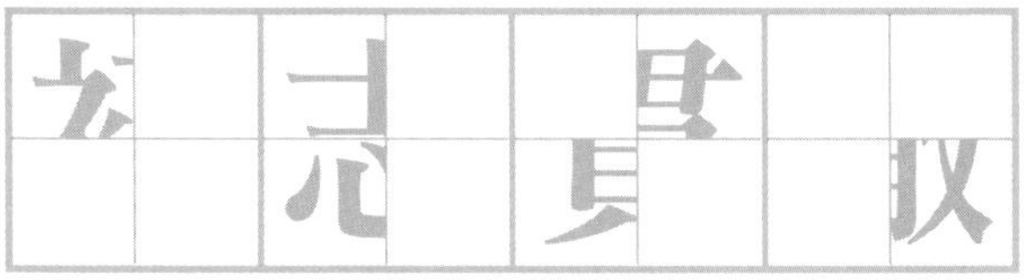

5
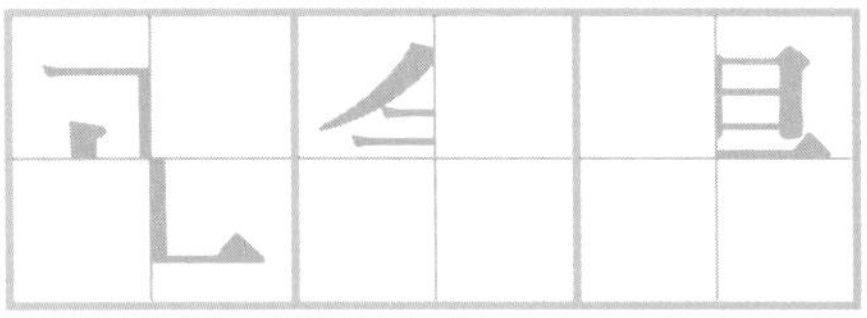

11
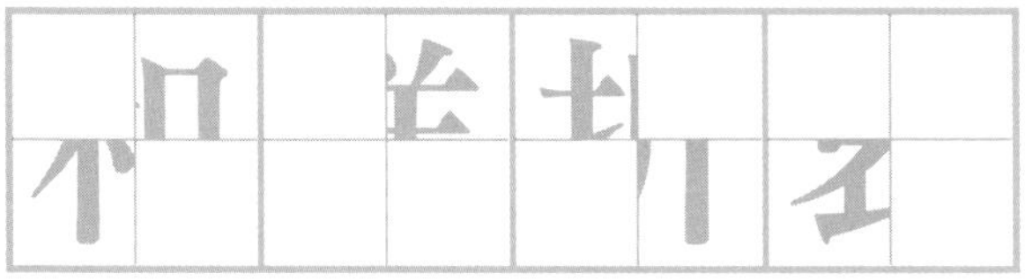

6
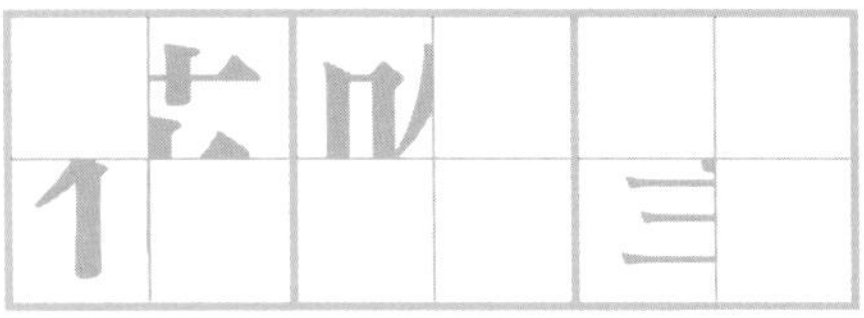

12
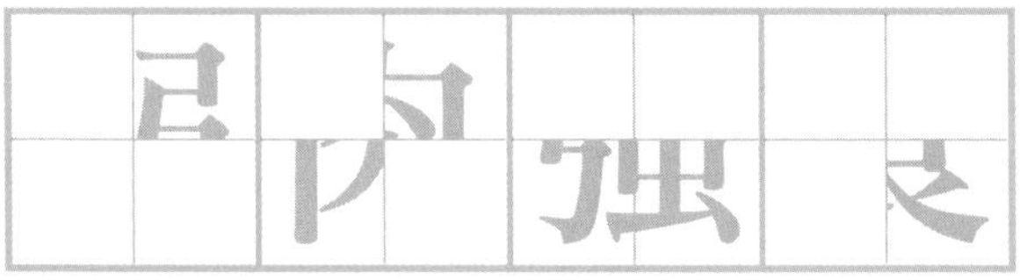

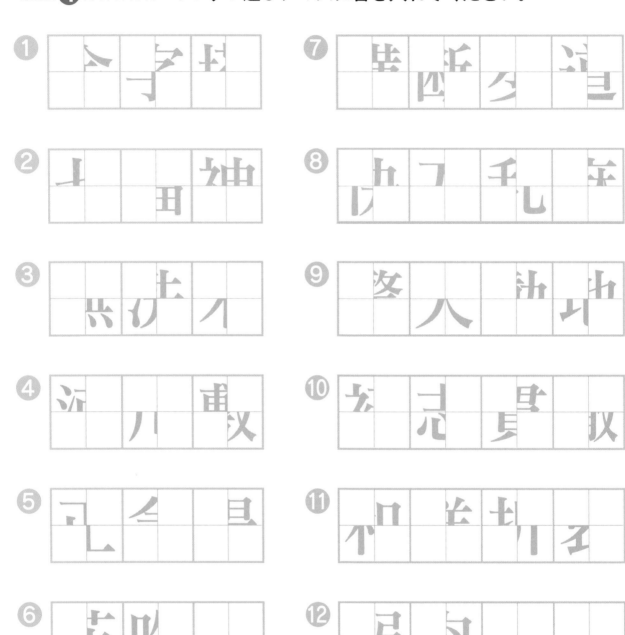

1回ずつ、すべての漢字を用います

1～12のリスト

横 川 驚 正 塔 刀 無 貫 地 河 花 快 洋 強
天 和 麻 道 念 吹 折 肉 衷 断 福 米 神 志
食 徹 雪 弱 動 字 七 初 金 乱 場 敷 歩 洗

解答 1金字塔、2七福神、3無洗米、4河川敷、5正念場、6花吹雪、7横断歩道、8快刀乱麻、9驚天動地、10初志貫徹、11和洋折衷、12弱肉強食

脳活ポイント

直感力や思考力を強化！

４分の１、あるいは４分の２しか表示されていない漢字全体を推理することで直感力や発想力が鍛えられます。さらに、三字熟語・四字熟語を作るさいに思考力や想起力が養われます。

目標時間

50代まで	60代	70代以上
15分	25分	30分

正答数	かかった時間
／24問	分

⑬
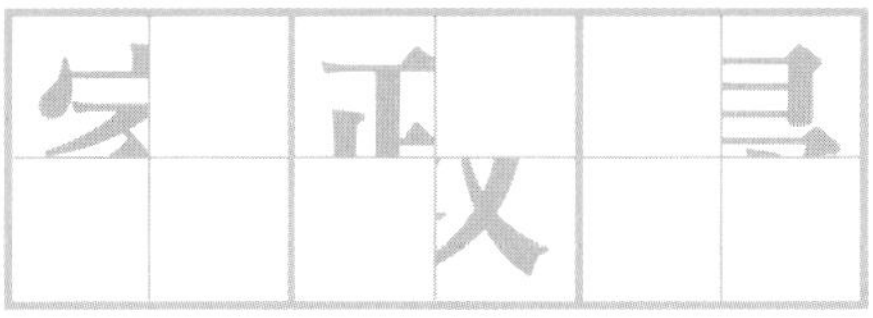

⑭
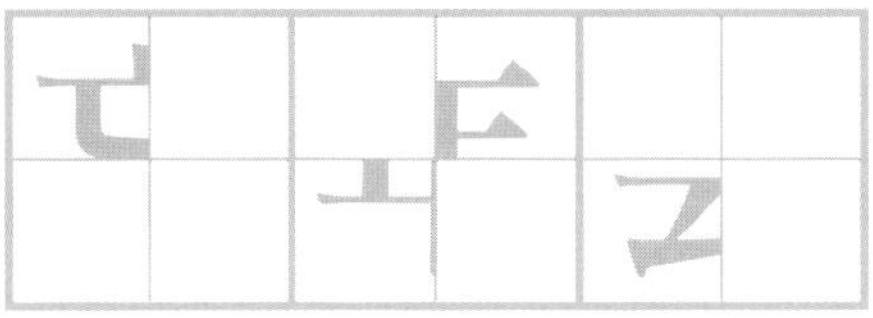

⑮
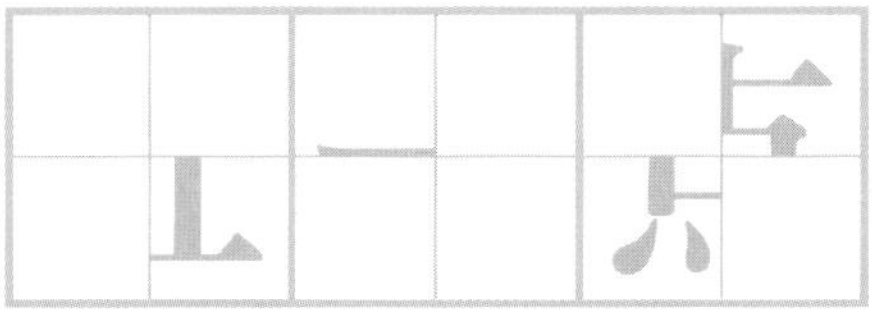

⑯
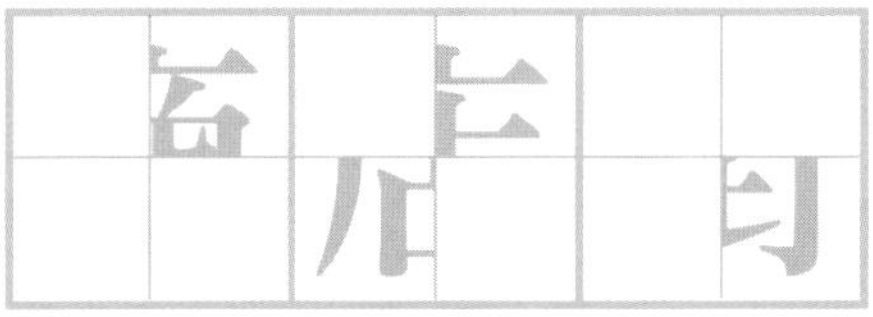

⑰
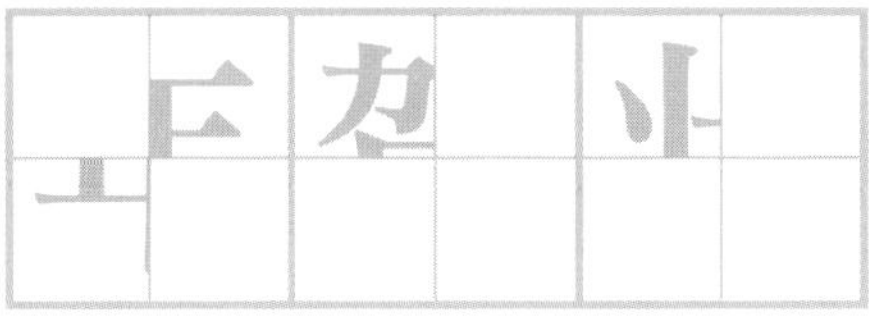

⑱
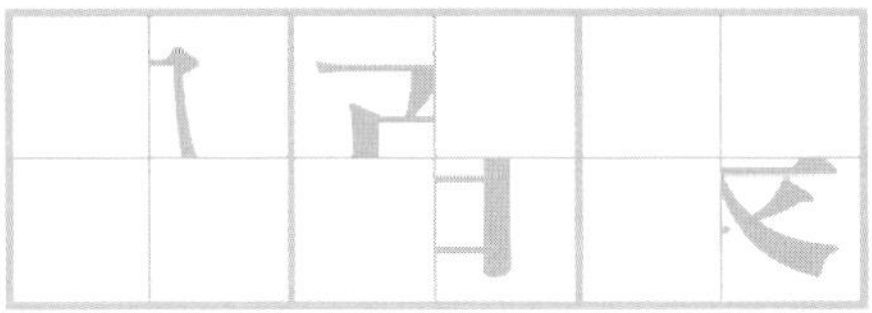

⑲
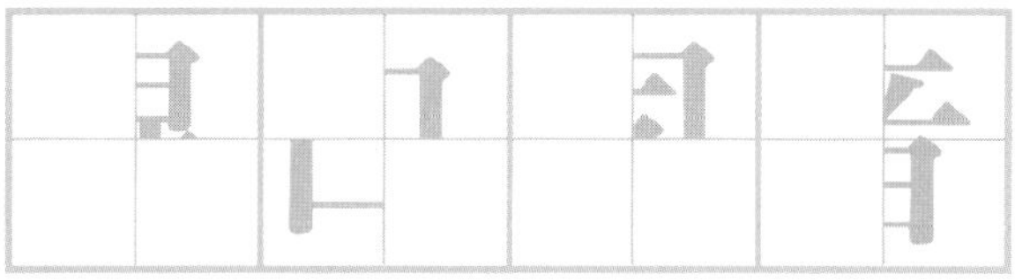

⑳
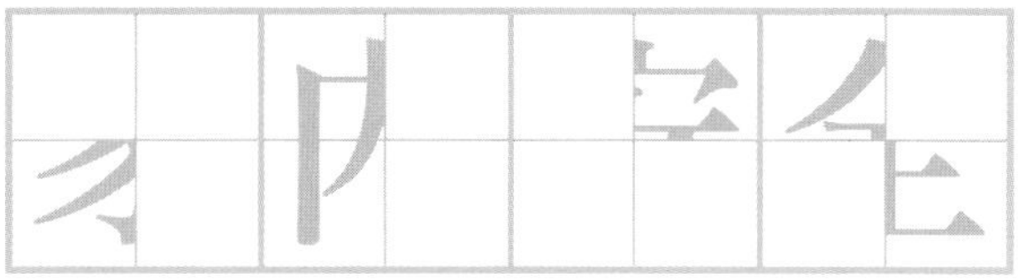

㉑
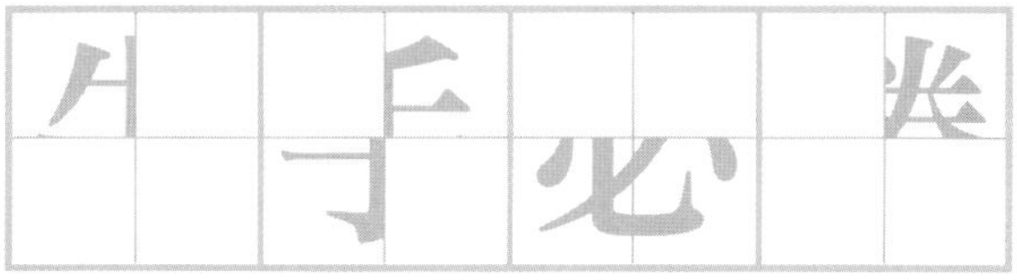

㉒
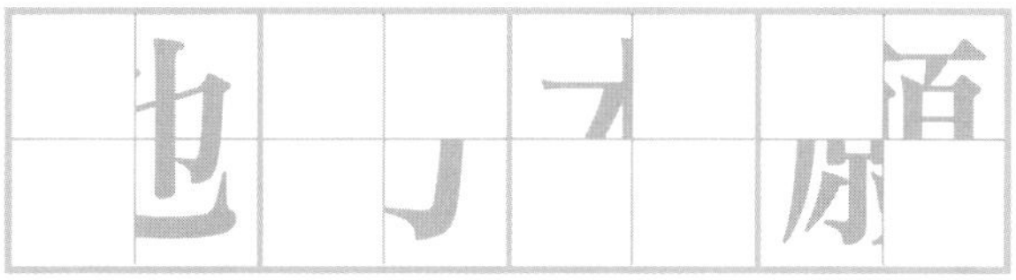

㉓
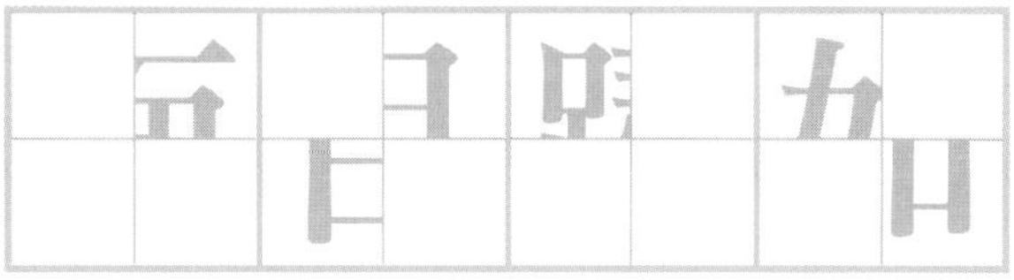

㉔
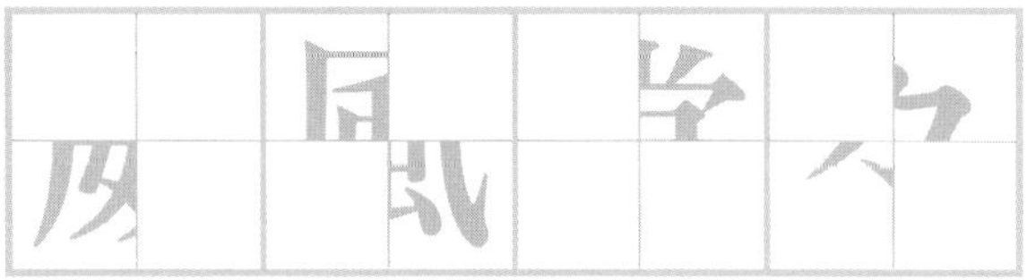

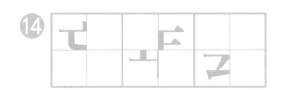

1回ずつ、すべての漢字を用います

⑬～㉔のリスト

全 年 必 口 八 本 音 会 如 目 状 威 家 家
街 面 安 一 手 商 内 婦 異 堂 点 百 勝 力
紅 長 賀 同 政 願 年 先 風 忘 他 々 店 躍

解答 ⑬家政婦、⑭忘年会、⑮紅一点、⑯商店街、⑰年賀状、⑱八百長、⑲異口同音、⑳家内安全、㉑先手必勝、㉒他力本願、㉓面目躍如、㉔威風堂々

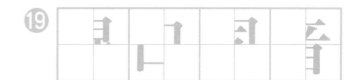

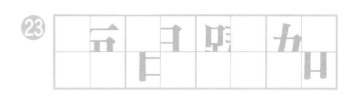

9日目 漢字ピックアップ

実践日

月　　日

難易度④★★★★☆

各問、3×3マスの中に漢字が１字ずつ入っていて、全部で９つの漢字が提示されています。この漢字を指定された個数分拾い上げ、上に示されているテーマに沿った名前や言葉を解答欄に書いてください。

四字熟語

①4文字

無	倒	欲
雪	天	縫
衣	三	逃

答え

②4文字

五	切	束
文	三	念
一	里	二

答え

③4文字

挙	余	移
二	両	一
木	富	得

答え

戦国武将名

④4文字

杉	謙	一
竹	上	田
秋	下	信

答え

⑤4文字

智	大	秀
高	光	毛
伊	宗	明

答え

⑥4文字

田	浅	成
今	織	石
三	川	井

答え

職業名

⑦5文字

室	司	員
国	客	議
級	務	乗

答え

⑧4文字

占	未	聞
記	法	使
晩	新	者

答え

⑨3文字

行	読	白
食	銀	頭
員	入	間

答え

解答 ①天衣無縫、②二束三文、③一挙両得、④上杉謙信、⑤明智光秀、⑥石田三成、⑦客室乗務員、⑧新聞記者、⑨銀行員

脳活ポイント

目で見る力と記憶力を養う

各問にある９つの漢字から答えに使う漢字を見極めなければならないため、目で見る力や記憶力が養われます。また、テーマから連想して思い出す力も鍛えられると考えられます。

目標時間

50代まで	60代	70代以上
15分	20分	25分

正答数 ／18問

かかった時間 分

四字熟語

⑩ 4文字

中	一	里
五	会	石
新	三	霧

答え

⑪ 4文字

難	途	保
坂	例	前
多	発	車

答え

⑫ 4文字

百	海	行
花	空	人
夜	鳥	鬼

答え

浮世絵師名

⑬ 5文字

斎	十	写
急	水	東
楽	洲	意

答え

⑭ 4文字

飾	二	斎
喜	葛	士
南	三	北

答え

⑮ 4文字

声	人	師
川	菱	大
期	清	宣

答え

文房具名

⑯ 4文字

稿	市	赤
公	谷	原
用	矢	紙

答え

⑰ 3文字

暗	筆	所
年	英	万
医	明	以

答え

⑱ 3文字

功	加	液
常	修	千
正	折	象

答え

解答 ⑩五里霧中、⑪前途多難、⑫百鬼夜行、⑬東洲斎写楽、⑭葛飾北斎、⑮菱川師宣、⑯原稿用紙、⑰万年筆、⑱修正液

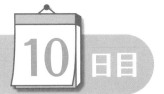

10日目 漢字熟語しりとり

実践日

月　日

難易度 4 ★★★★☆

７つの漢字を使い、二字熟語をしりとりで作ります。できた二字熟語の右側の漢字が、次の二字熟語の左側の漢字になります。答えの最初と最後の漢字は１度しか使いません。うまくつながるように埋めてください。

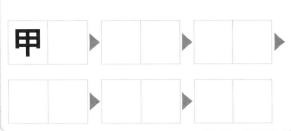

① 手 甲 袋 王 乙 紙 女

甲		▶			▶			▶
		▶			▶			

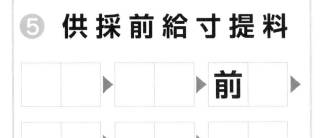

② 珠 石 規 玉 写 模 真

規		▶			▶			▶
		▶			▶			

③ 月 人 風 客 夜 望 刺

風		▶			▶			▶
		▶			▶			

④ 晶 精 主 水 丹 神 流

丹		▶			▶			▶
		▶			▶			

⑤ 供 採 前 給 寸 提 料

		▶			▶	前		▶
		▶			▶			

⑥ 和 更 聞 懐 尚 新 柔

		▶			▶	和		▶
		▶			▶			

⑦ 互 体 断 気 換 裁 交

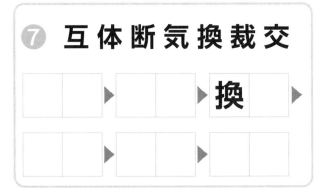

		▶			▶	換		▶
		▶			▶			

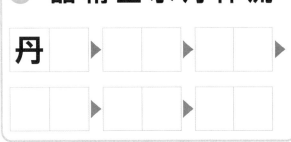

⑧ 工 明 浸 影 細 面 透

		▶			▶	明		▶
		▶			▶			

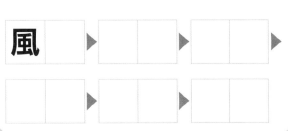

解答
①甲乙→乙女→女王→王手→手紙→紙袋、②規模→模写→写真→真珠→珠玉→玉石、
③風刺→刺客→客人→人望→望月→月夜、④丹精→精神→神主→主流→流水→水晶、
⑤採寸→寸前→前提→提供→供給→給料、⑥懐柔→柔和→和尚→尚更→更新→新聞、
⑦交互→互換→換気→気体→体裁→裁断、⑧浸透→透明→明細→細工→工面→面影

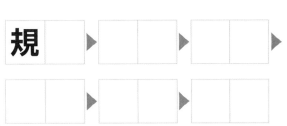

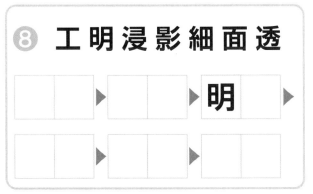

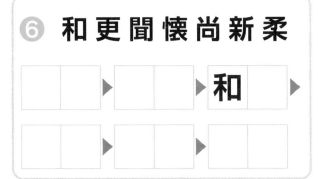

脳活ポイント

言語中枢を一段と磨く!

熟語をしりとりのようにつなげて並べることで、言語中枢である側頭葉を活性化させる効果が期待できます。また、想起力と洞察力、情報処理力も大いに鍛えられます。

目標時間

50代まで	60代	70代以上
30分	45分	60分

正答数 ／16問

かかった時間 分

⑨ 肉 聖 薄 種 神 皮 火

神□ ▶ □□ ▶ □□ ▶
□□ ▶ □□ ▶ □□

⑩ 界 所 素 視 要 直 急

急□ ▶ □□ ▶ □□ ▶
□□ ▶ □□ ▶ □□

⑪ 屈 断 辞 折 英 固 退

英□ ▶ □□ ▶ □□ ▶
□□ ▶ □□ ▶ □□

⑫ 奥 解 盛 義 繁 理 大

繁□ ▶ □□ ▶ □□ ▶
□□ ▶ □□ ▶ □□

⑬ 番 球 推 地 定 速 測

□□ ▶ □□ ▶ 定□ ▶
□□ ▶ □□ ▶ □□

⑭ 能 許 先 特 可 率 約

□□ ▶ □□ ▶ 可□ ▶
□□ ▶ □□ ▶ □□

⑮ 根 常 屋 拠 床 点 温

□□ ▶ □□ ▶ 床□ ▶
□□ ▶ □□ ▶ □□

⑯ 図 厚 書 筋 濃 意 道

□□ ▶ □□ ▶ 意□ ▶
□□ ▶ □□ ▶ □□

解答
⑨神聖→聖火→火種→種皮→皮肉→肉薄、⑩急所→所要→要素→素直→直視→視界、
⑪英断→断固→固辞→辞退→退屈→屈折、⑫繁盛→盛大→大奥→奥義→義理→理解、
⑬推測→測定→定番→番地→地球→球速、⑭特許→許可→可能→能率→率先→先約、
⑮常温→温床→床屋→屋根→根拠→拠点、⑯濃厚→厚意→意図→図書→書道→道筋

11日目 漢字連想クイズ

実践日

月　日

難易度③★★★☆☆

①～⑳にあるカタカナは、ある言葉から１文字抜いて○に置き換えてバラバラに並べたものです。足りない１文字を補ったうえで、正しく並べて漢字でカッコ内に書いてください。下の言葉は答えのヒントです。

① メエ○ンケ

（　　　）

イヨカン　宇和島
しまなみ海道　道後温泉

② シク○ツセ

（　　　）

そして　品詞
文章　だから

③ クキョ○イナ

（　　　）

ＣＡ　空弁
サービス　飛行機

④ ツカャ○イシ

（　　　）

スポーツ中継　元選手
説明　評論家

⑤ エョク○ドシキ

（　　　）

殺菌　ケガ
アルコール　染みる

⑥ ッサ○イハウ

（　　　）

中華料理　キクラゲ
冷凍食品　五目うま煮

⑦ イセ○ビツ

（　　　）

カビ　顕微鏡
プランクトン　腸内細菌

⑧ ツイュ○ウカカ

（　　　）

江戸城無血開城　幕末の三舟
長崎海軍伝習所　鱗太郎

⑨ テエカ○イキクシ

（　　　）

乗り換え　普通
通過　鈍行

⑩ ツサッ○タリンイ

（　　　）

赤と青　３Ｄ
視差　コピー機

解答 ①愛媛県、②接続詞、③機内食、④解説者、⑤消毒液、⑥八宝菜、⑦微生物、⑧勝海舟、⑨各駅停車、⑩立体印刷

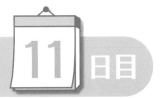

脳活ポイント

情報処理能力と洞察力が根づく

カタカナを全体に眺めたときに、答えが浮かび上がってくるようなら、情報処理能力と洞察力がかなり鍛えられています。わからなければ、想起力を刺激する厳選された言葉のヒントを活用してください。

目標時間

50代まで	60代	70代以上
15分	25分	30分

正答数　　／20問

かかった時間　　分

⑪ セ◯ョジ

（　　　　）

雪かき　スコップ
トラック　ロードヒーティング

⑫ ンヘ◯ク

（　　　　）

映画　ＰＡＲＴ２
小説　シリーズ物

⑬ ンミ◯ザヤキ

（　　　　）

高千穂峡　マンゴー
どげんかせんといかん　日向市

⑭ ゾシイ◯ボウ

（　　　　）

マリア　絵画
ラファエロ　キリスト

⑮ アテ◯ツキ

（　　　　）

hPa　爆弾
熱帯　台風

⑯ クタ◯リカ

（　　　　）

料理　あんかけ
とろみ　竜田揚げ

⑰ タンダ◯ケイ

（　　　　）

口コミ　戦争
広告　本人

⑱ キノモ◯ョウジ

（　　　　）

嘘　素直
善人　本当

⑲ モコガ◯ンンセウ

（　　　　）

調理師　教育機関
簿記　高校卒業

⑳ ウウエ◯コヨンュ

（　　　　）

リハーサル　催事
本番前　運動会

解答 ⑪除雪、⑫続編、⑬宮崎県、⑭聖母子像、⑮低気圧、⑯片栗粉、⑰体験談、⑱正直者、⑲専門学校、⑳予行演習

12日目

体の部位当てドリル

実践日

月　日

難易度③★★★☆☆

①～㉚の文の中には空欄が１ヵ所あり、そこには体の部位に当たる漢字が１文字入ります。下にあるヒントの漢字のどれか１つを用いて、文を成立させてください。リストの漢字はそれぞれ１度しか使いません。

①～⑮のリスト

股（また）　舌　眉　頭　顎（あご）　喉（のど）　鼻　肌
首　肝（きも）　腕　胸　手　腹　尻（しり）

① 先月から営業成績が□打ちになり、伸び悩んでいる。

② 突然、暗闇で声をかけられて、□を冷やした。

③ 恋人に会える週末がくるのを、□を長くして待っている。

④ 意見がぶつかったので、□を割って話し合うことにした。

⑤ 非常識な人の傍若無人なふるまいに、□をひそめる。

⑥ シェフが腕によりをかけたフルコースに□つづみを打つ。

⑦ 近所でも評判の気立てのいい娘で、□が高い。

⑧ 近ごろは□の利く職人が減り、商売は衰退していくばかりだ。

⑨ いつまでも寝ている子供の□をたたいて、宿題をさせた。

⑩ 新任の彼とは□が合うようで、彼女はすっかり明るくなった。

⑪ 家事に育児にと忙しく、習いごとにまで□が回らない。

⑫ マニアに人気の鉄道模型が、□から手が出るほど欲しい。

⑬ 映画のラストシーンで、思わず□が熱くなった。

⑭ やり手の事業家は、世界を□にかけて商売をしている。

⑮ コメディアンのライブに行き、□がはずれるくらい笑った。

解答　①頭、②肝、③首、④腹、⑤眉、⑥舌、⑦鼻、⑧腕、⑨尻、⑩肌、⑪手、⑫喉、⑬胸、⑭股、⑮顎

脳活ポイント

記憶力がたくましくなる

何気なく使っている日常会話には、体の部位を比喩的に用いる言い回しが数多くあります。改めて文章で見たときに正確に思い出せるかどうか、記憶力を鍛えましょう。使い慣れていない言葉は覚えてください。

目標時間

50代まで	60代	70代以上
20分	25分	30分

正答数　／30問　　かかった時間　　分

⑯～㉚のリスト

脛(すね)　頭　歯　尻(しり)　膝(ひざ)　手　額　腰
目　頬(ほお)　腹　爪　胸　骨　足

⑯ □ に汗して、せっせと働く。

⑰ライバルの失敗を □ を研いで待つ。

⑱彼女は □ が切れるので、同僚の中で一番の出世頭だ。

⑲お菓子がなく、子供が不満げに □ をふくらませた。

⑳定年まで、今の会社に □ をうずめる所存だ。

㉑友人は働きもせずに、親の □ をかじってばかりいる。

㉒話の □ を折るのが彼の悪い癖だ。

㉓一級の資格試験は難しく、まったく □ が立たなかった。

㉔先月母を亡くした友人のことを思うと、 □ が痛む。

㉕親戚たちと □ を交えて語り合った。

㉖京都へ行ったとき、奈良まで □ を延ばし、大仏を見た。

㉗締め切り目前になって、やっと □ に火がついた。

㉘アンティーク好きな姉は、最新のものには □ もくれない。

㉙誠実そうなのに実は □ が黒い人らしい。

㉚事業の □ を広げ、海外進出をもくろんでいる。

解答　⑯額、⑰爪、⑱頭、⑲頬、⑳骨、㉑脛、㉒腰、㉓歯、㉔胸、㉕膝、㉖足、㉗尻、㉘目、㉙腹、㉚手

13日目 ことわざ間違い探し

実践日

月　日

難易度③★★★☆☆

①～㉔には、日常よく使われることわざや慣用句が並んでいますが、それぞれ１ヵ所、間違った漢字が使われています。その間違った漢字を見つけ、正しい漢字に改めてください。

① 悪銭歯に付かず　誤［　］正▶［　］

② 恋女房は身代の薬　誤［　］正▶［　］

③ 白羽の矢が討つ　誤［　］正▶［　］

④ 長い物には抱かれろ　誤［　］正▶［　］

⑤ 一年の形は元旦にあり　誤［　］正▶［　］

⑥ 油は水よりも濃い　誤［　］正▶［　］

⑦ 歳月時を待たず　誤［　］正▶［　］

⑧ 楽しき仲にも礼儀あり　誤［　］正▶［　］

⑨ 三十六計下げるにしかず　誤［　］正▶［　］

⑩ 牛に敷かれて善光寺詣り　誤［　］正▶［　］

⑪ 喉元過ぎれば熱さを別れる　誤［　］正▶［　］

⑫ 身を当ててこそ浮かぶ瀬もあれ　誤［　］正▶［　］

解答　①歯→身、②恋→姉、③討→立、④抱→巻、⑤形→計、⑥油→血、
⑦時→人、⑧楽→親、⑨下→逃、⑩敷→引、⑪別→忘、⑫当→捨

脳活ポイント

文字に集中して注意力を高める

会話などでよく使われることわざを集めてありますが、注意力が衰えていると気づけない間違いが含まれています。素早く解こうとせずに、文字をじっくり見て集中力を高めながら解きましょう。

目標時間

50代まで	60代	70代以上
15分	20分	25分

正答数　／24問　かかった時間　分

⑬ 良薬は口に惜し　誤［　］正▶［　］

⑭ 頭隠して腹隠さず　誤［　］正▶［　］

⑮ 有為転変は師の習い　誤［　］正▶［　］

⑯ 愛多ければ親しみ至る　誤［　］正▶［　］

⑰ 汝の敵を罰せよ　誤［　］正▶［　］

⑱ 衣類足りて礼節を知る　誤［　］正▶［　］

⑲ 三人寄れば分殊の知恵　誤［　］正▶［　］

⑳ 郷に入っては我に従え　誤［　］正▶［　］

㉑ 百聞は一件にしかず　誤［　］正▶［　］

㉒ 風が欠けば桶屋が儲かる　誤［　］正▶［　］

㉓ 山椒は小粒でもぴりりと幸い　誤［　］正▶［　］

㉔ 将を射んと欲すれば先ず兵を射よ　誤［　］正▶［　］

解答　⑬惜→苦、⑭腹→尻、⑮師→世、⑯親→憎、⑰罰→愛、⑱類→食、⑲分→文、⑳我→郷、㉑件→見、㉒欠→吹、㉓幸→辛、㉔兵→馬

14日目 言葉かくれんぼ

実践日

月　日

難易度③★★★☆☆

大きさや向きの異なる2字～4字の言葉がたくさん書かれた図を見て、各問に答えてください。答えは、図の熟語から探して、指定された個数分を解答欄に書きましょう。それぞれのページごとに答えてください。

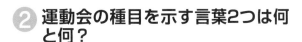

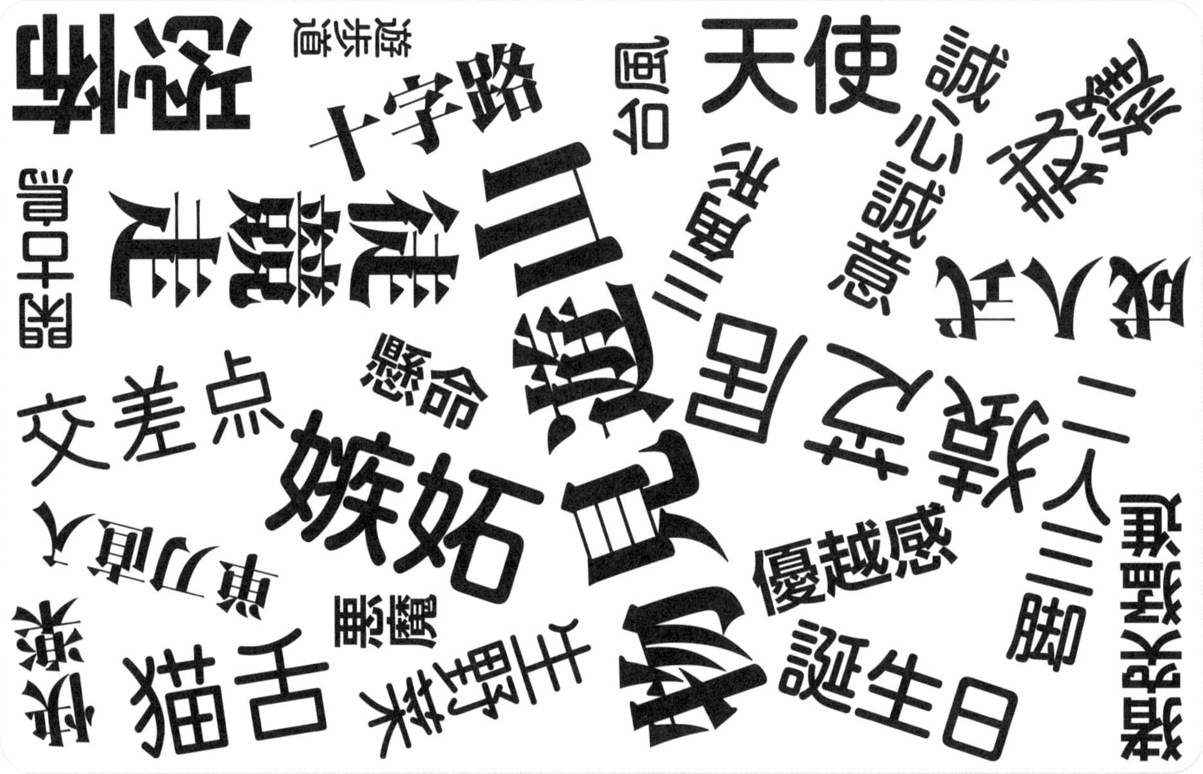

❶ 20歳に深くかかわる言葉1つは何？

答え

❷ 運動会の種目を示す言葉2つは何と何？

答え

❸ 意味が反対になる2つの言葉は何と何？

答え

❹ いきなり本題に入ることを示す言葉1つは何？

答え

❺ 物事にしっかりと取り組むことを示す言葉2つは何と何？

答え

❻ 感情を示す言葉4つは何と何と何と何？

答え

❼ 同じ意味を持つ言葉2つは何と何？

答え

❽ 動物の漢字が入った言葉4つは何と何と何と何？

答え

解答 ❶成人式、❷徒競走・二人三脚、❸天使・悪魔、❹単刀直入、❺懸命・誠心誠意、❻恐怖・優越感・嫉妬・快楽、❼交差点・十字路、❽閑古鳥・猪突猛進・猿芝居・猫舌

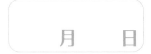

脳活ポイント

頭頂葉が鍛えられ認知力が向上!

図に書かれている熟語は大きさ・向き・書体がすべてバラバラなので、それぞれを識別するさいに、物の形を認識する頭頂葉が特に鍛えられます。認知力の向上に大いに役立ちます。

目標時間

50代まで	60代	70代以上
15分	20分	25分

正答数	かかった時間
/16問	分

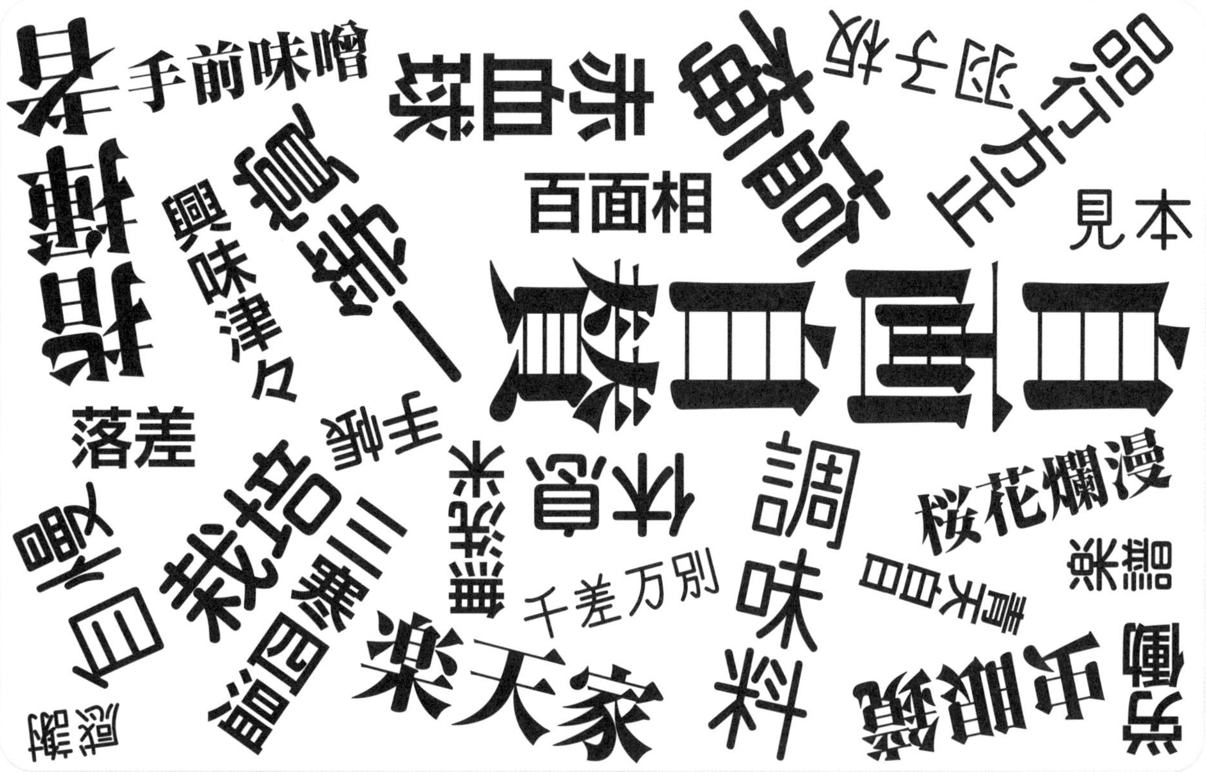

⑨ 遊び道具を示す言葉１つは何？

答え

⑩ 砂糖や塩を示す言葉１つは何？

答え

⑪ 反対から読むと「桜」になる言葉１つは何？

答え

⑫ 自分をほめることを示す言葉３つは何と何と何？

答え

⑬ 数字が入った言葉４つは何と何と何と何？

答え

⑭ 音楽に深くかかわる言葉２つは何と何？

答え

⑮ 色の名前が入った言葉２つは何と何？

答え

⑯ 意味が反対になる２つの言葉は何と何？

答え

解答 ⑨羽子板、⑩調味料、⑪落差、⑫自画自賛・手前味噌・自慢、⑬一等賞・三寒四温・百面相・千差万別、⑭指揮者・楽譜、⑮青天白日・赤血球、⑯労働・休息

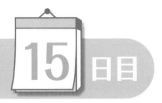

15日目 二字熟語ジグソー

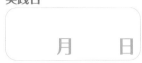

実践日

月　　日

難易度④★★★★☆

ある漢字２字の言葉がいくつかの断片に分かれています。それらのピースを頭の中で組み合わせ、元の漢字２字を当ててください。答えの漢字を思い浮かべ問題と照らし合わせると、答えやすいでしょう。

❶～❿は「都道府県の名前」です。

❶
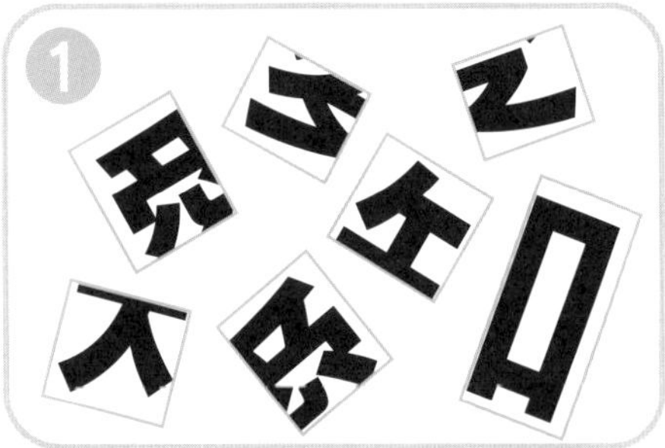
答え

❷
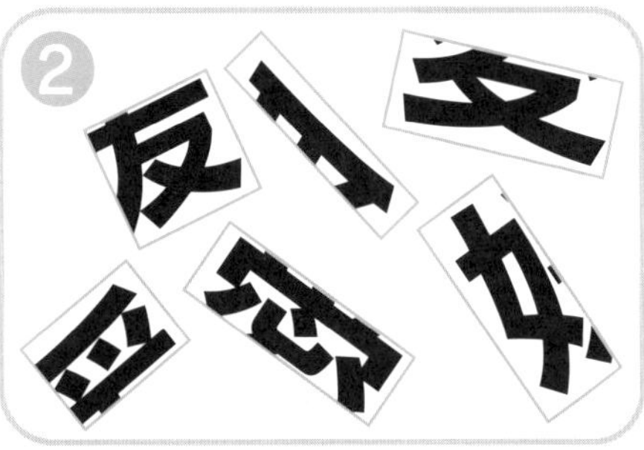 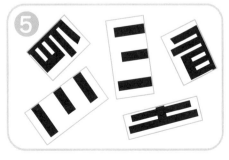
答え

❸
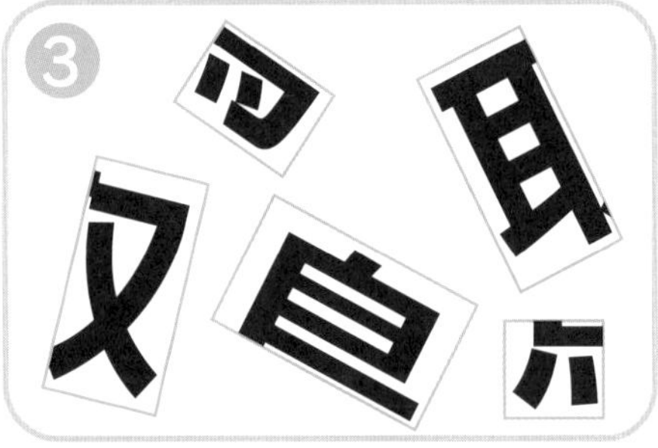
答え

❹
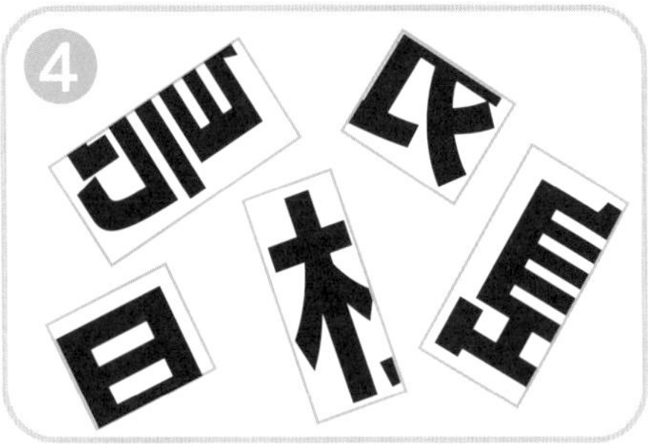
答え

❺

答え

❻
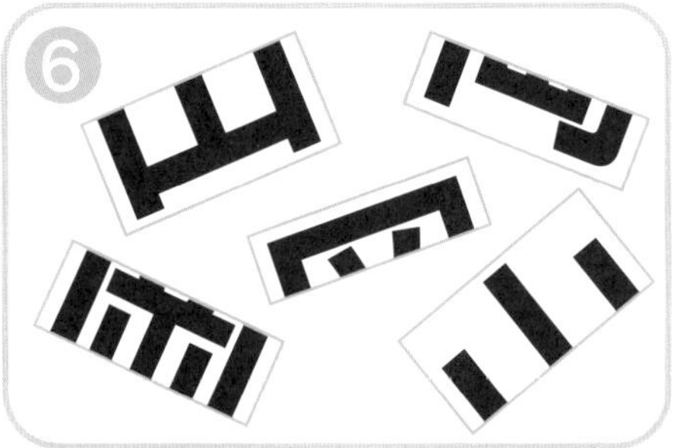
答え

❼
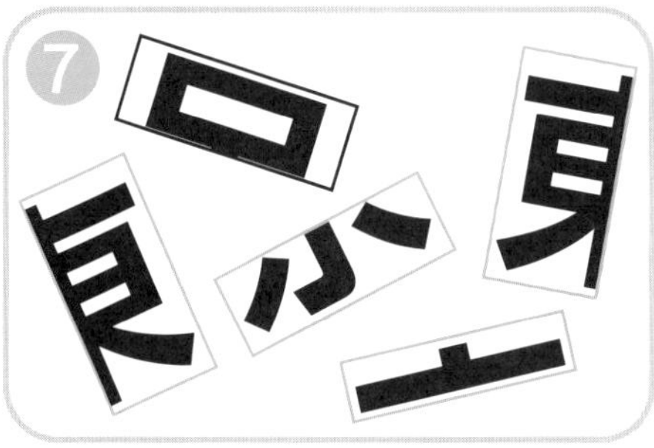
答え

❽
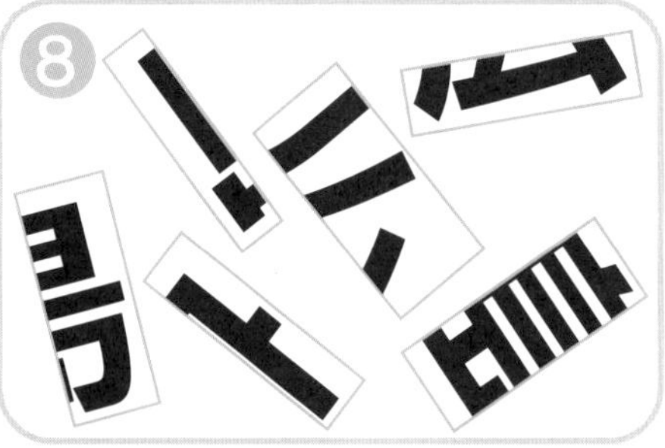
答え

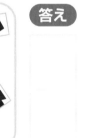

❾
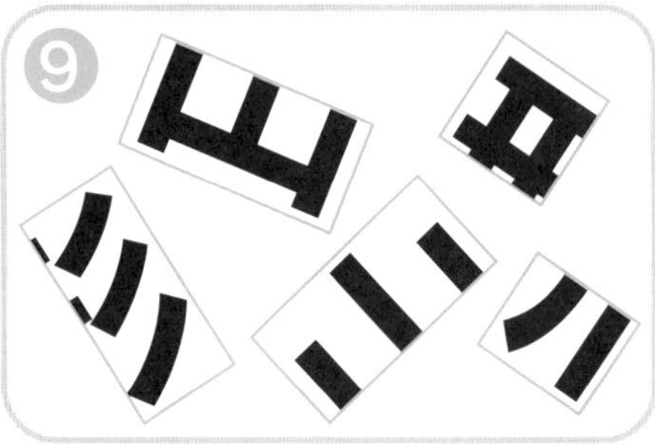
答え

❿
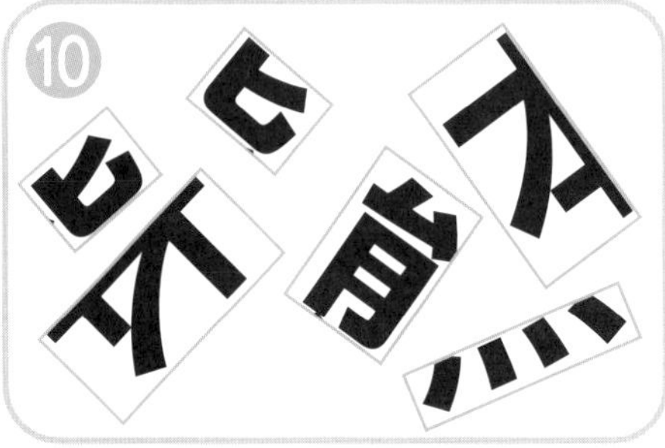
答え

解答 ❶愛知、❷愛媛、❸鳥取、❹島根、❺三重、❻岡山、❼東京、❽広島、❾山形、❿熊本

脳活ポイント

直感力も漢字力も鍛える!

頭の中で完成図をイメージしたり、ピースの組み合わせを直感的に判断したりするため、イメージ力や直感力を担う右脳の活性化に役立つほか、想起力・判断力も養われます。

目標時間

50代まで	60代	70代以上
30分	40分	50分

正答数 ／20問

かかった時間 分

⑪～⑳は「日本人の名字」です。

⑪
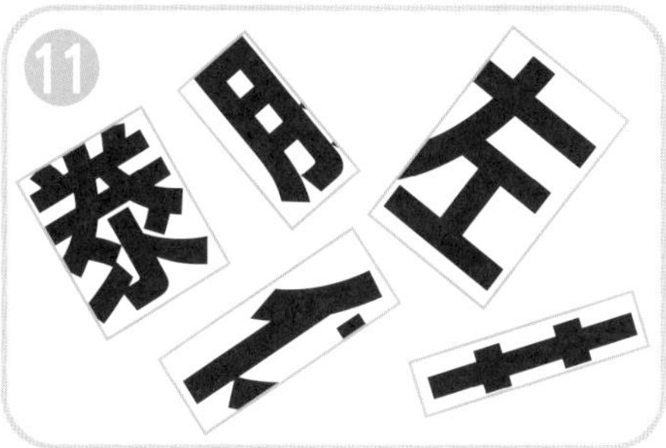
答え

⑯

答え

⑫
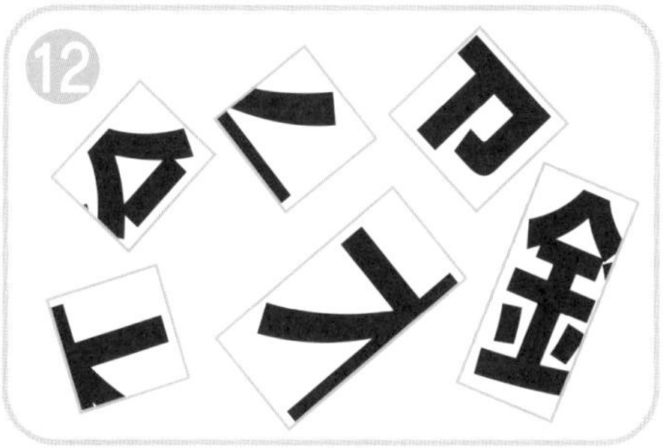
答え

⑰
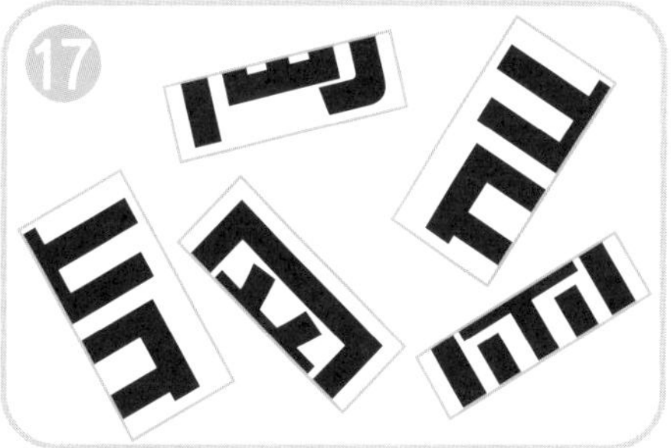
答え

⑬
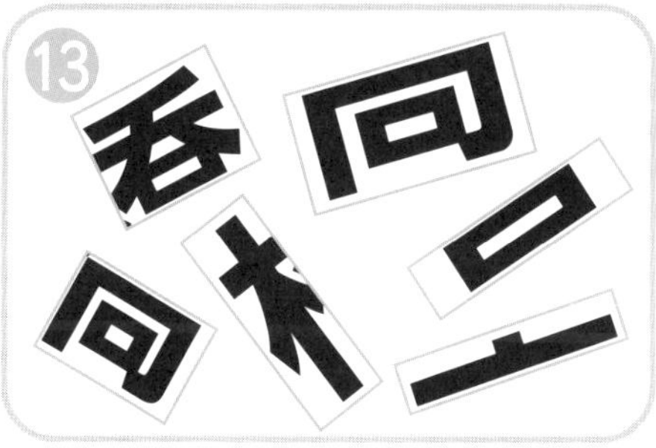
答え

⑱
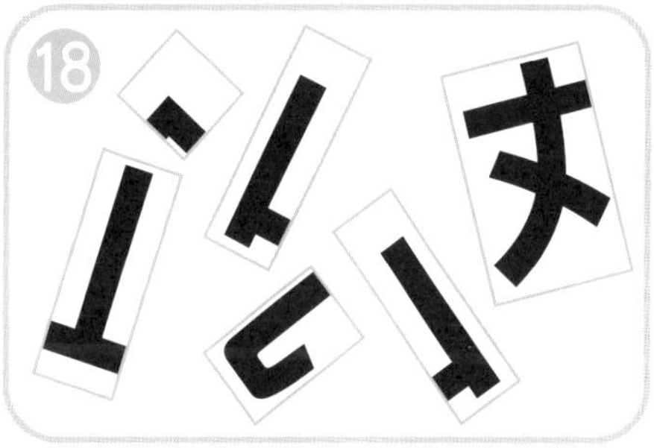
答え

⑭
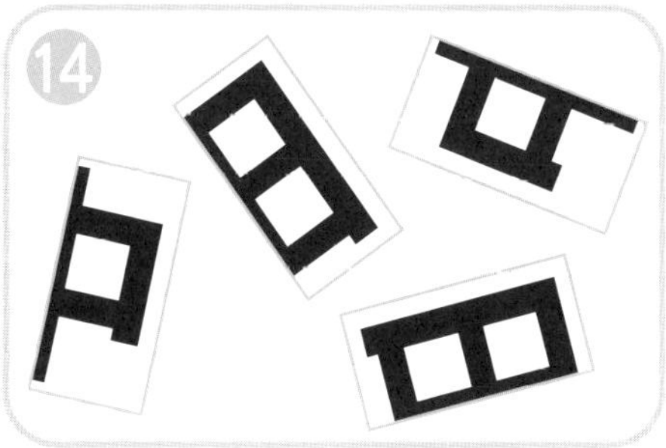
答え

⑲
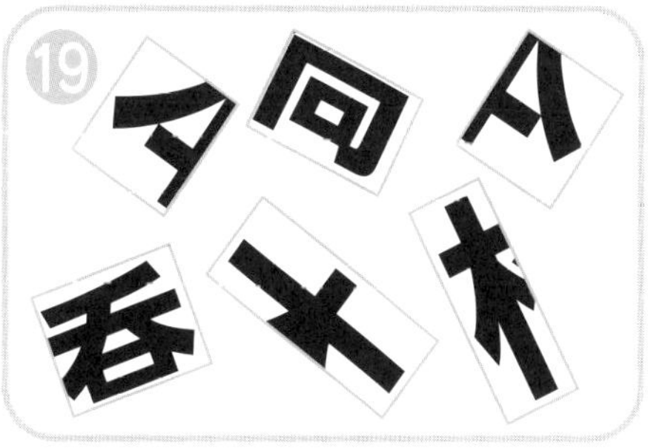
答え

⑮
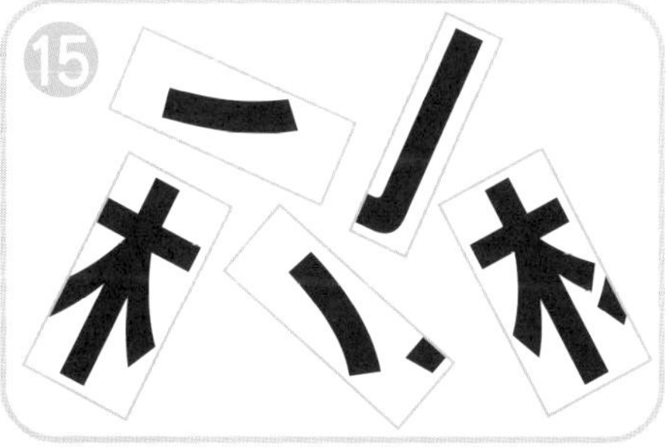
答え

⑳

答え

解答 ⑪佐藤、⑫鈴木、⑬高橋、⑭田中・中田、⑮小林、⑯小島、⑰吉岡、⑱丸山、⑲橋本・本橋、⑳中川・川中

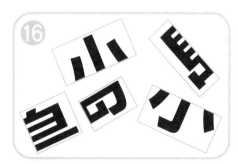

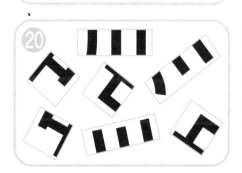

16日目 漢字足し算言葉

実践日

月　日

難易度4 ★★★★☆

枠内の漢字、もしくは熟語を２つか３つつなげて、①～⑳が示す言葉を作ってください。①～⑤はAの枠の中から、漢字、もしくは熟語をマスの数に合わせて選びます。B以下も同様に行います。

A

税	天国	水中	教師	安全
誤	分解	所得	歩行	意見
人	資産	陽	正	固定
反対	気分	者	反面	通行
住民	分別	先生	空中	月

① 年初の締まりのない雰囲気 □□□□

② 悪いことの見本になる人 □□□□

③ 土地や家にかかる税金 □□□□□

④ 計画が途中でダメになること □□□□

⑤ 日曜日によく見られる車禁止の道路 □□□□□

B

上	明治	基本	年	産地
野菜	土	月	風	大正
中	実業	成人	人権	青年
的	直送	根本	維新	下
昭和	家	自営	行事	配送

⑥ 江戸時代末期の近代化改革 □□□□

⑦ 生産者が消費者に商品を届けること □□□□

⑧ 正月や節分、端午の節句 □□□□

⑨ 人間が持つ当然の権利 □□□□□

⑩ 一般的には若い起業家のこと □□□□□

解答 ①正月気分、②反面教師、③固定資産税、④空中分解、⑤歩行者天国、⑥明治維新、⑦産地直送、⑧年中行事、⑨基本的人権、⑩青年実業家

脳活ポイント

記憶力と認知力がよく磨かれる

質問内容を覚えて意味を認識しながら、枠の中から関連する漢字を選びます。数をこなしていくほど、漢字の単語をスッと思い出せるようになり、記憶力と認知力が磨かれます。

目標時間

50代まで	60代	70代以上
15分	20分	25分

正答数　／20問　　かかった時間　分

C

期限	物	必需	役者	結果
所	大根	合格	社会	生活
賞味	板	池	場	消費
国立	観光	千両	師	案内
発表	女優	品	要	対策

⑪ 桜咲く・桜散る

⑫ 安全に食べられる期間の最終日時

⑬ 大衆を魅了させる人

⑭ 生きていくうえで欠かせないもの

⑮ 旅行者に情報を提供するところ

D

指導	中部	車	教師	中国
自動	都	平衡	正当	意識
平行	禁止	世界	地方	操業
勝	命	家庭	員	独占
近畿	自転	法	感覚	講師

⑯ 愛知県や長野県、新潟県など

⑰ 勉強を指導しに自宅にくる人

⑱ 体の傾きを察知する働き

⑲ 借金をくり返す経営状態

⑳ 市場経済で公正な競争を維持する法令

解答 ⑪合格発表、⑫消費期限、⑬千両役者、⑭生活必需品、⑮観光案内所、⑯中部地方、⑰家庭教師、⑱平衡感覚、⑲自転車操業、⑳独占禁止法

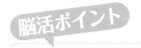

17日目 チラリ四字熟語

実践日

月　日

難易度❸★★★☆☆

各問、漢字が４個バラバラに並んでいますが、漢字の一部分しか見えていません。それぞれの漢字を推測し、四字熟語になるよう並べ替えてください。各ページのリストにある36文字の漢字が使われています。

❶〜❾のリスト

放	中	相	千	自	入	盾	刀	志	洋	戸	自
攫	肉	失	折	己	直	貫	衷	一	思	開	初
茫	相	和	背	矛	単	中	徹	金	門	然	愛

❶
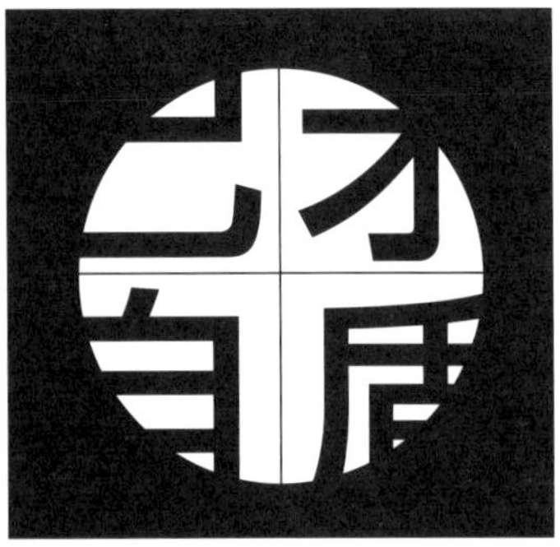
答え

❷
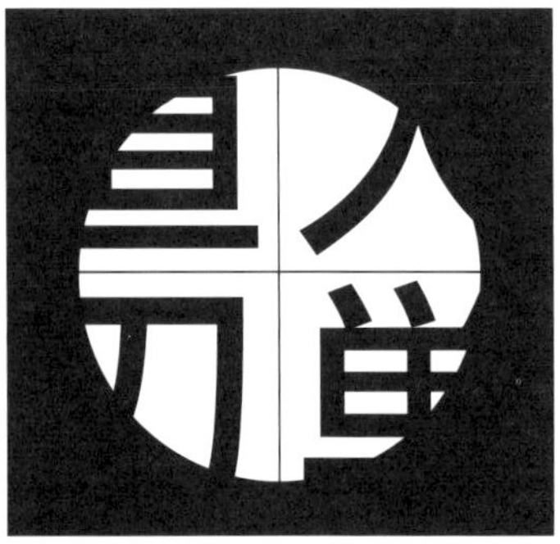
答え

❸
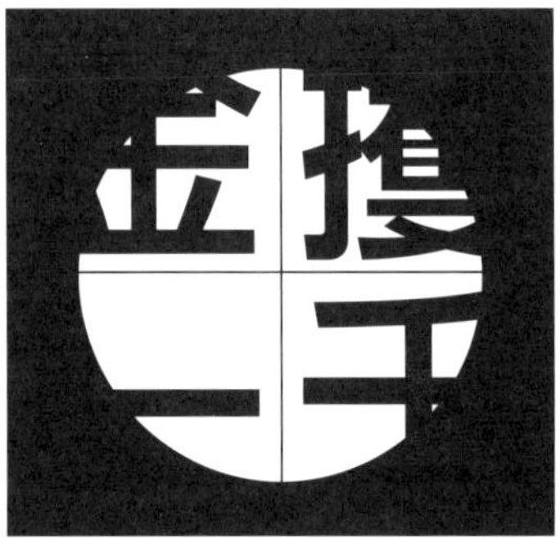
答え

❹

答え

❺
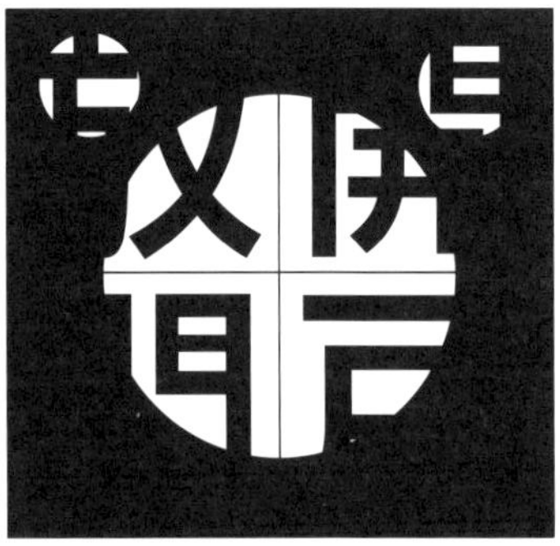
答え

❻
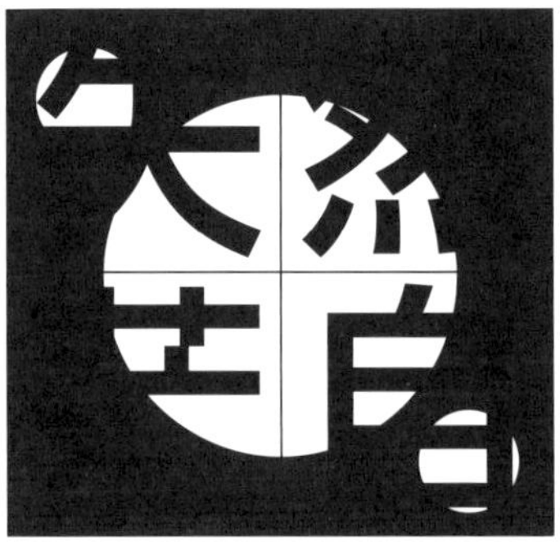
答え

❼
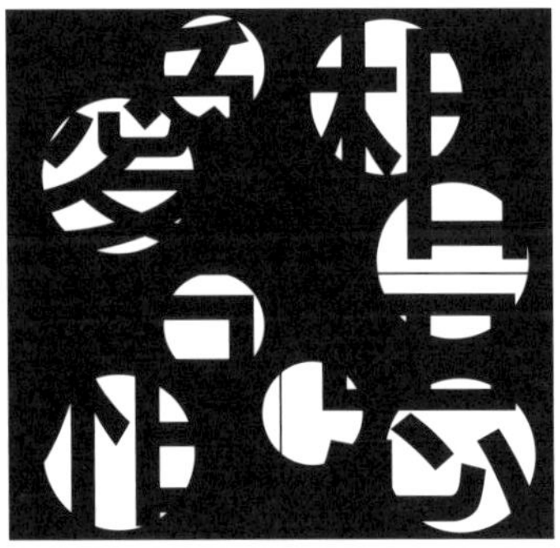
答え

❽
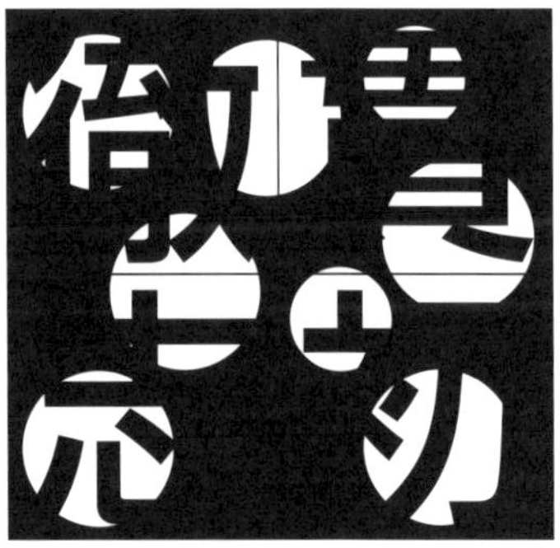 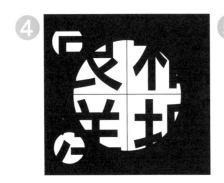
答え

❾
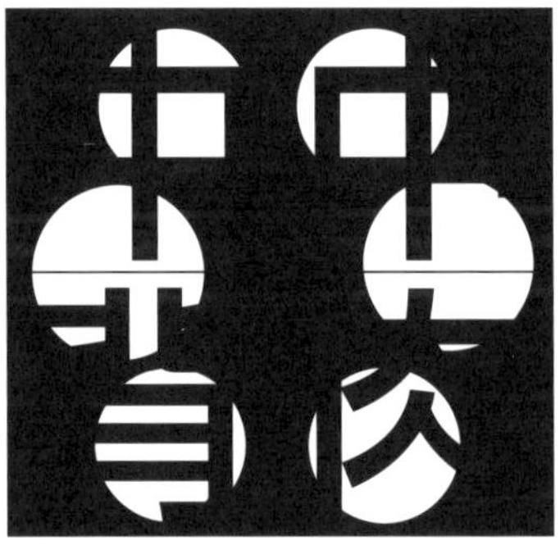
答え

解答 ❶自己矛盾、❷単刀直入、❸一攫千金、❹和洋折衷、❺門戸開放、❻茫然自失、❼相思相愛、❽初志貫徹、❾中肉中背

脳活ポイント

想起力やイメージ力を鍛錬

穴からチラリと見えている４つの漢字から全体を推測することで、脳のイメージ力や想起力が鍛えられます。また、注意力や推理力、直感力を養うこともできると考えられます。

目標時間

50代まで	60代	70代以上
20分	25分	30分

正答数　／18問

かかった時間　分

⑩～⑱のリスト

励	水	歩	二	流	意	猛	空	日	吉	叱	容
猪	安	激	独	閣	投	行	端	大	麗	鳥	姿
雲	石	突	立	楼	気	合	中	独	咤	進	一

⑩
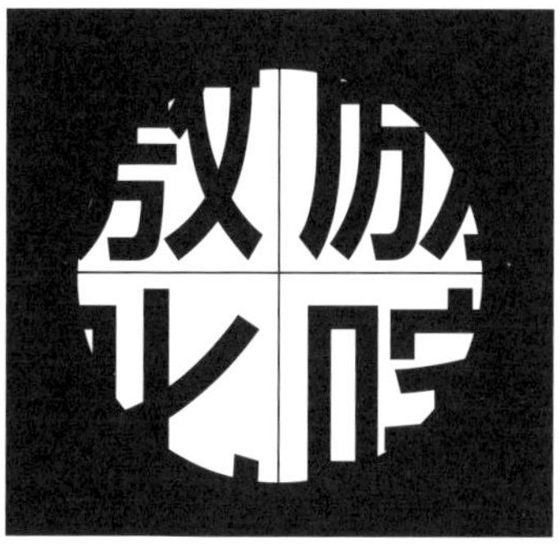
答え

⑪
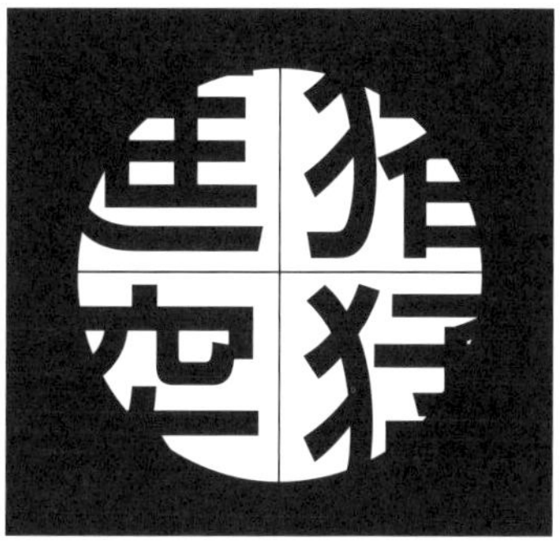
答え

⑫
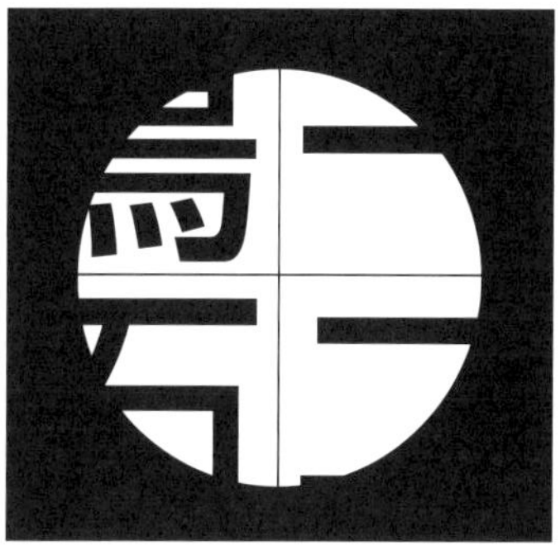
答え

⑬
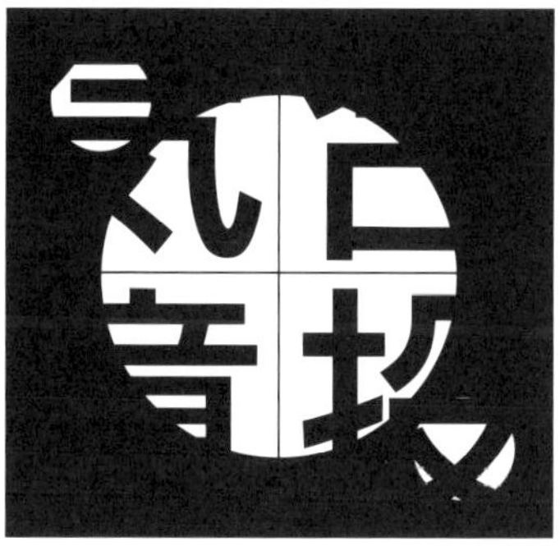
答え

⑭

答え

⑮
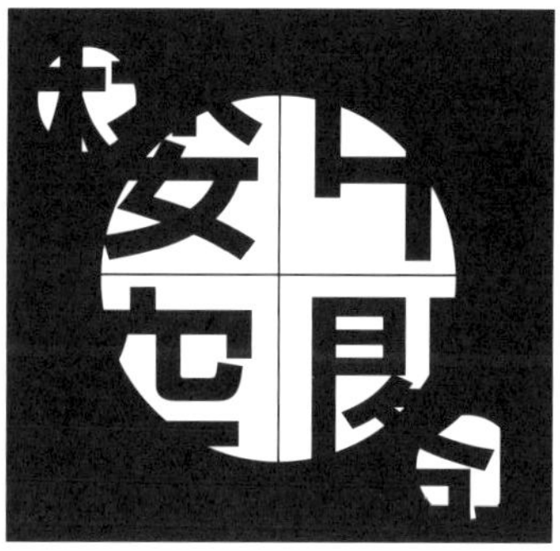
答え

⑯
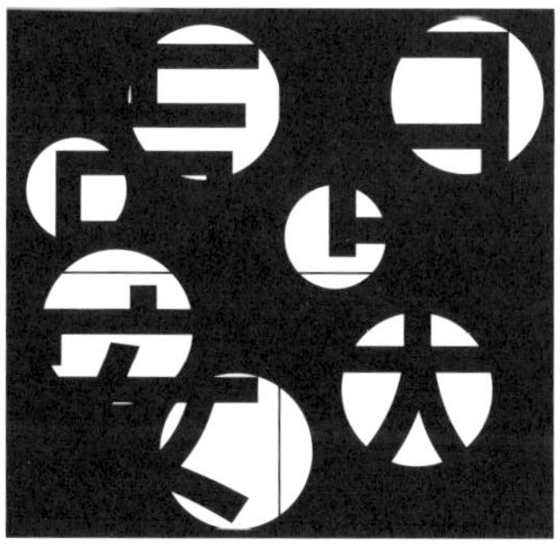
答え

⑰
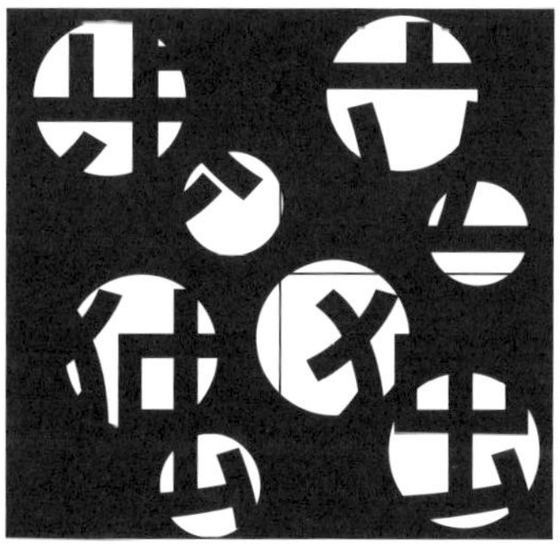
答え

⑱

答え

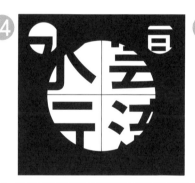

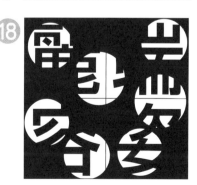

解答 ⑩叱咤激励、⑪猪突猛進、⑫一石二鳥、⑬意気投合、⑭行雲流水、⑮空中楼閣、⑯大安吉日、⑰独立独歩、⑱容姿端麗

18日目 漢字スケルトン

実践日

月　日

難易度③★★★☆☆

　各問のリストにある二字熟語、三字熟語、四字熟語が共通の漢字でそれぞれつながるように各問のマスに入れていってください。１つだけ余った熟語が答えになります。

① 答え

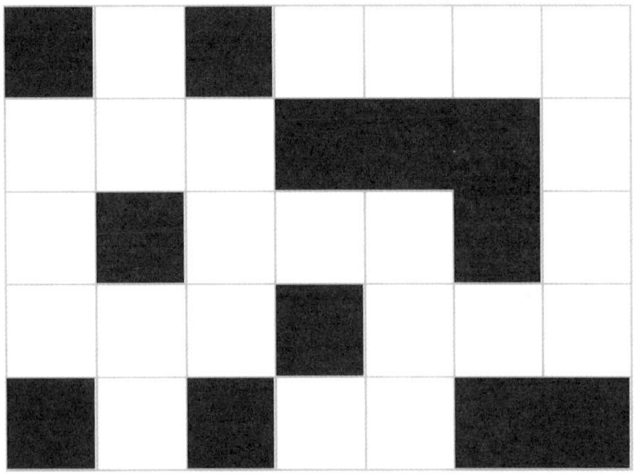

リスト

業界　重量　節目　出来事
満足感　政治家　感無量
無防備　事業家　金満家
出目金　年中行事　事前準備

② 答え

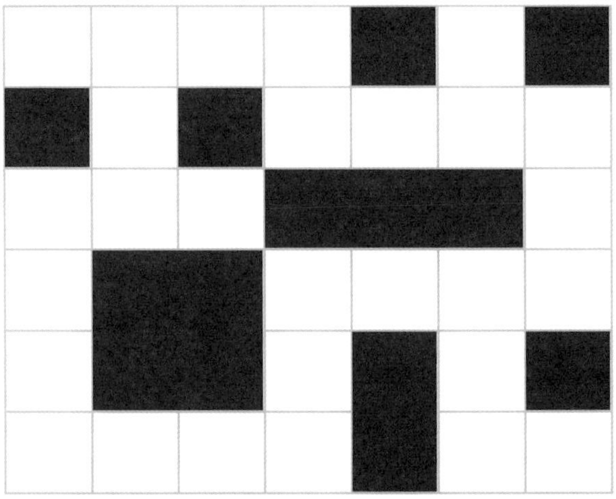

リスト

偉大　書道　火花　会議室
教科書　水蒸気　人気者　料金所
遠水近火　集合場所　料理教室
花火大会　電光石火　人材募集

③ 答え

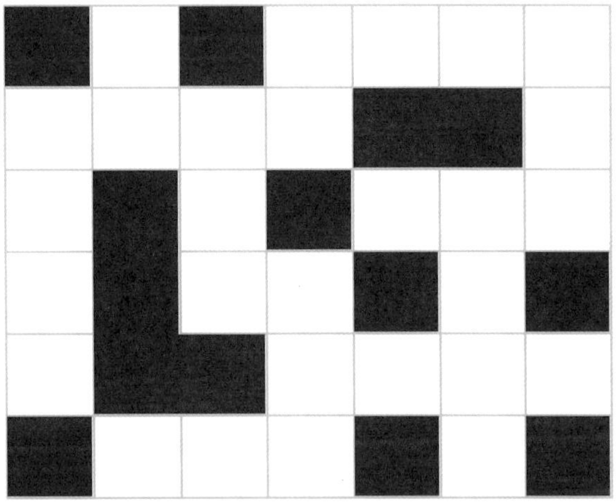

リスト

神司　逆転　無情　司会　弱酸性
寿限無　通電性　情報通
半可通　回収業者　電話番号
報道番組　回転寿司　神経衰弱

④ 答え

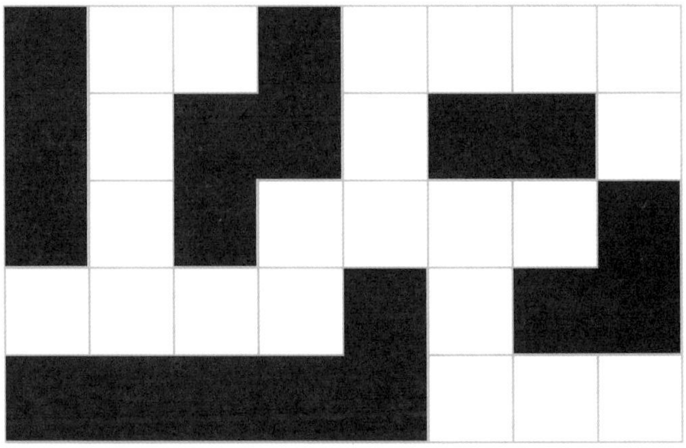

リスト

新聞　生業　候補　現時点
熱処理　現代語　語学力
開店休業　生理現象　熱帯気候
新装開店

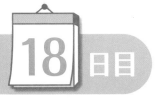

脳活ポイント

注意力と想起力を鍛える

リストにある熟語をクロスワード風に当てはめていくため、注意力が大いに鍛えられます。また、想起力や推理力、語彙力の鍛錬にも役立つことが期待できます。

目標時間

50代まで	60代	70代以上
25分	35分	45分

正答数 ／8問

かかった時間 分

⑤ 答え

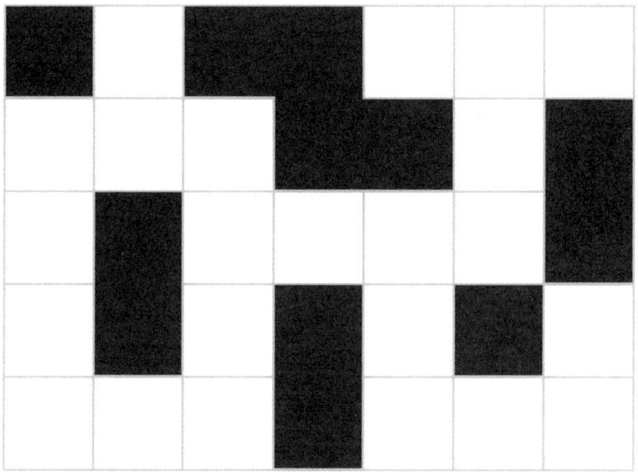

リスト

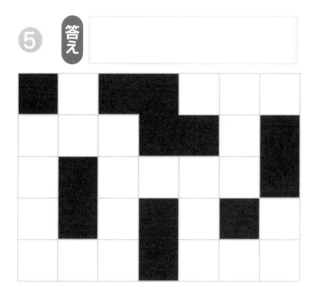

旅人　鼻紙　一人旅　寝台車
下克上　上質紙　一人前
財政難　朝寝坊　途中下車
一切合財　前途多難

⑥ 答え

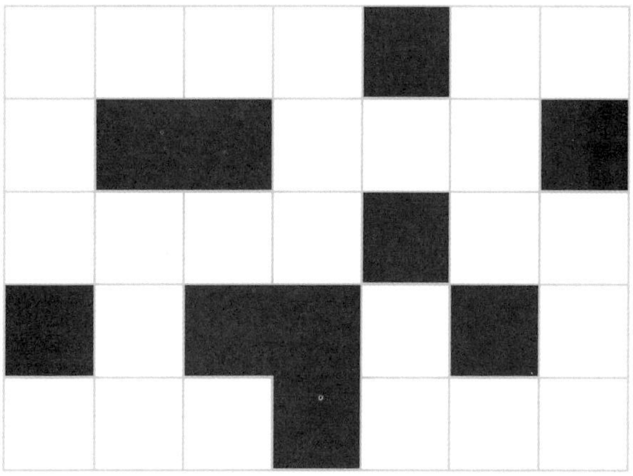

リスト

人情　姉御　同期　不完全
国内線　楽隠居　音楽会　路線図
御三家　同居人　情熱家
全国大会　不協和音　情報社会

⑦ 答え

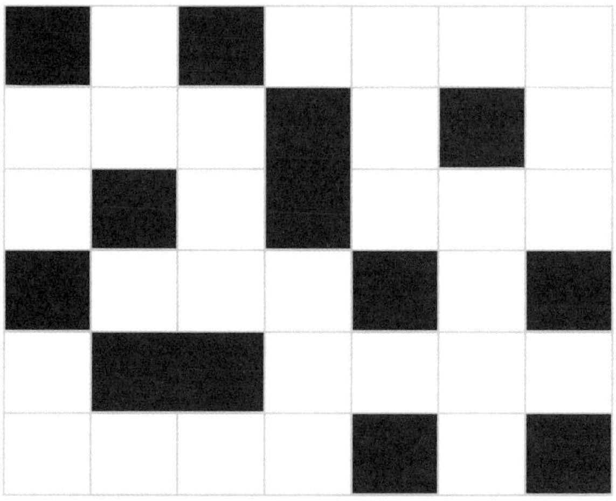

リスト

生活　意図　書写　甘味処
大発生　真実味　生写真
作品展　心理学　処女作
生物学　図画工作　女子高生
物価高騰　一大決心

⑧ 答え

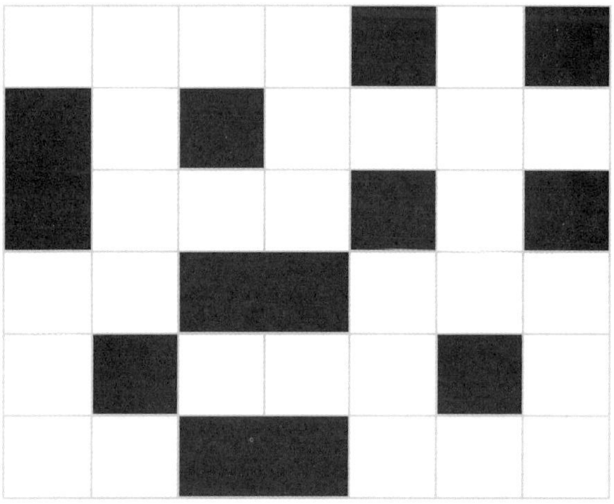

リスト

国語　合致　一年中　文筆家
合衆国　文庫本　引用文
劇作家　業務用　引退劇
売出中　利害一致　一進一退
出処進退　薄利多売

※解答は86ページをご覧ください

19日目

数字つなぎ三字熟語

実践日

月　　日

難易度❸★★★☆☆

１の★印から２の●印、３の●印というように各数字の印を順序よく線でつなぐと現れる３文字の漢字を使ってできる熟語を答えてください。最後の数字の印は☆です。最後まで線を引かなくても答えは導けます。

❶

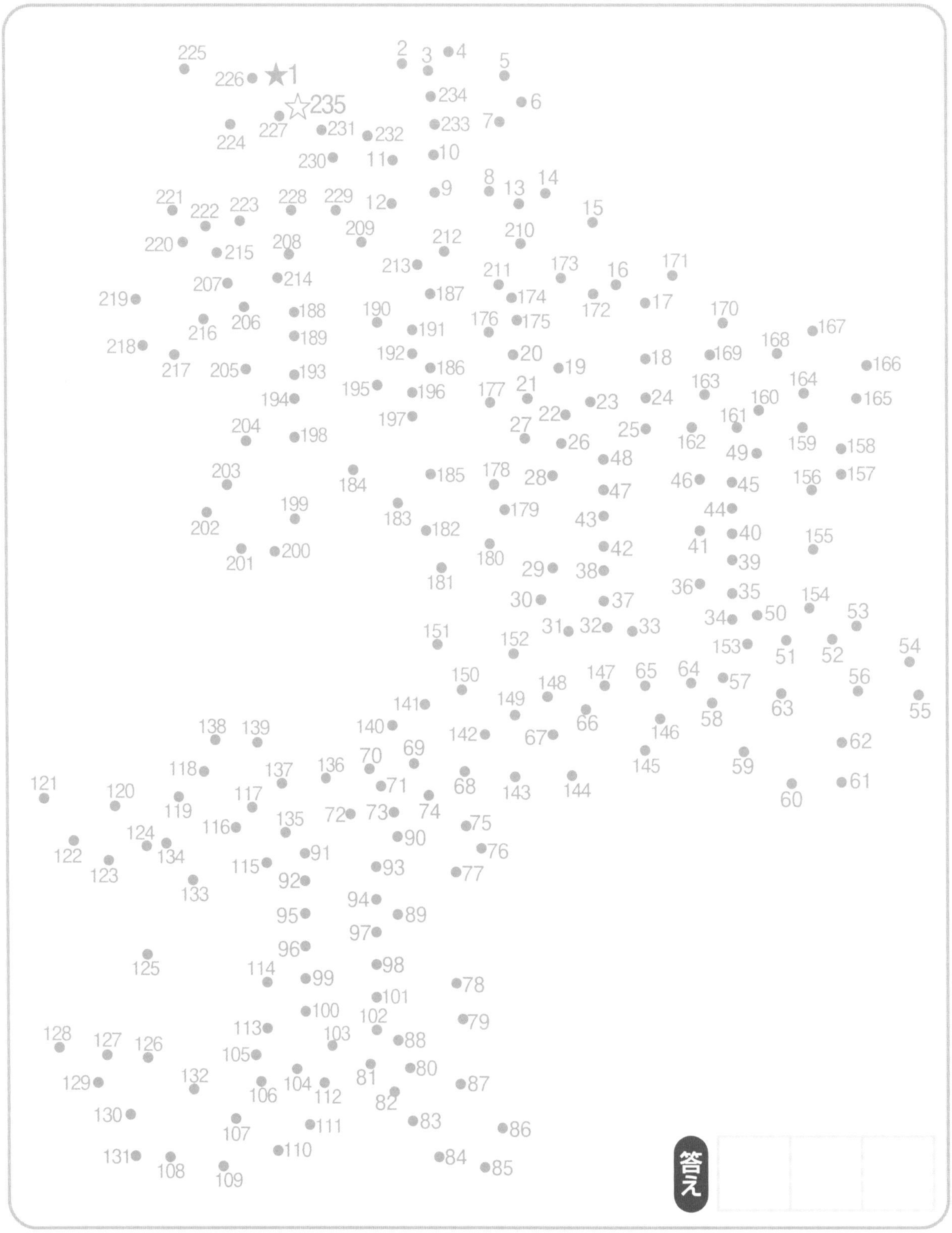

脳活ポイント

見る力を磨き脳が活性

浮かび上がった図形から漢字を読み取り、三字熟語が何かを答えることで、脳の「見る力」の訓練にもなります。また、点を１から順につなげるため、注意力や集中力も鍛えられます。

目標時間

50代まで	60代	70代以上
15分	30分	40分

正答数	かかった時間
／2問	分

❷

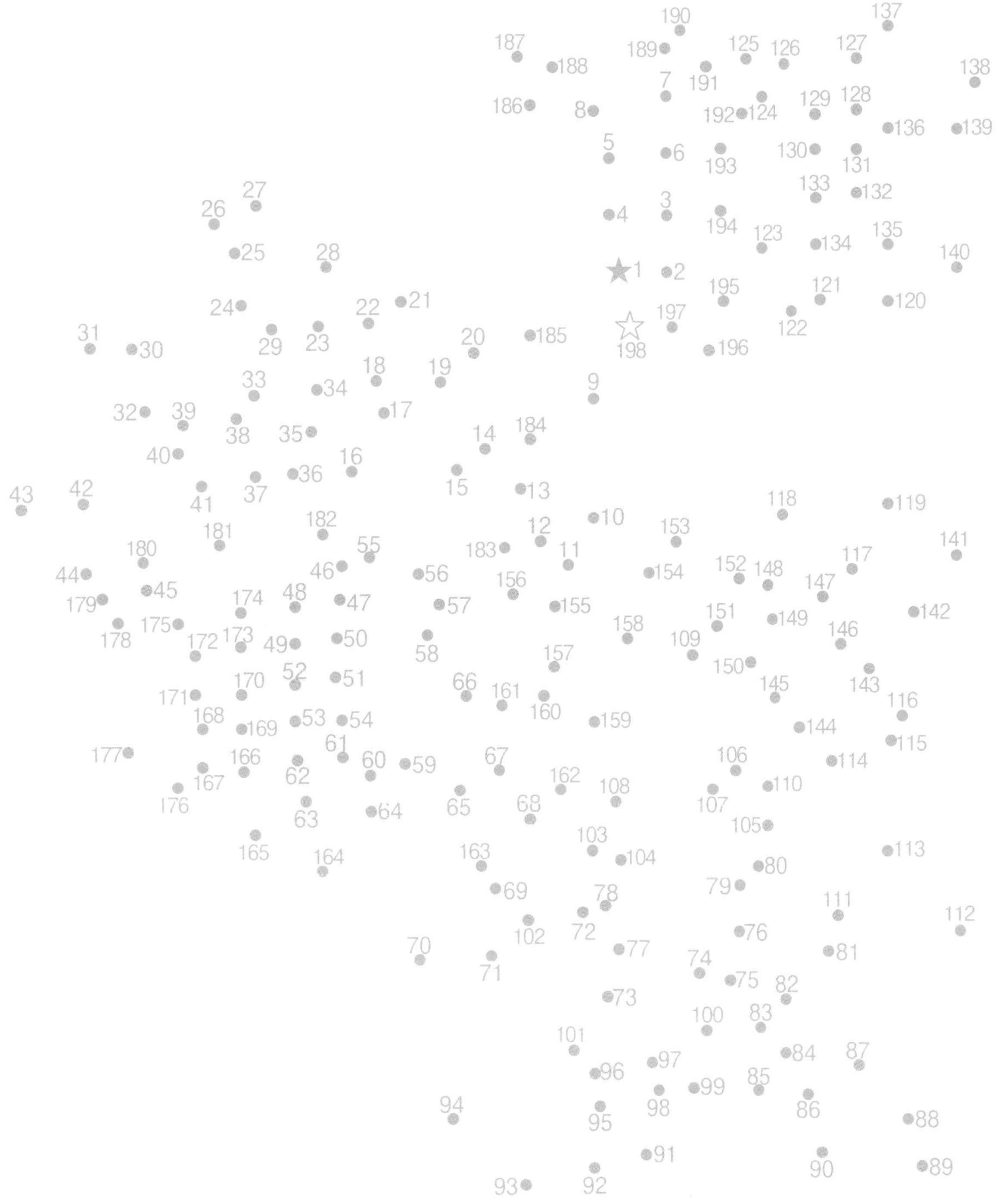

答え

※解答は86㌻をご覧ください

20日目 二字熟語クロス

実践日

月　日

難易度4★★★★☆

下のリストから、上下左右にある漢字と組み合わせて二字熟語を4つ作れる漢字を選び、中央のマスに記入します。ページごとに16問すべて解いたら、リストに残った4字の漢字から四字熟語を作ってください。

①
	容	
雄		見
	勢	

②
	注	
木		標
	視	

③
	名	
獣		療
	学	

④
	伝	
汚		色
	料	

⑤
	円	
充		開
	月	

⑥
	懐	
温		道
	軟	

⑦
	階	
格		差
	落	

⑧
	硬	
立		遣
	手	

⑨
	出	
自		進
	座	

⑩
	猫	
腹		広
	中	

⑪
	屈	
中		圧
	定	

⑫
	薬	
梱		丁
	装	

⑬
	寒	
芝		鍋
	貝	

⑭
	蛍	
日		線
	源	

⑮
	手	
凶		波
	天	

⑯
	音	
娯		勝
	屋	

①～⑯のリスト

医　包　前　一　満　楽　段
荒　目　柔　背　字　姿　指
千　派　桜　染　金　光

⑰ 四字熟語の答え

答え

解答 ①姿、②目、③医、④染、⑤満、⑥柔、⑦段、⑧派、⑨前、⑩背、⑪指、⑫包、⑬桜、⑭光、⑮荒、⑯楽、⑰<四字熟語の答え>一字千金

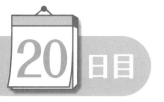

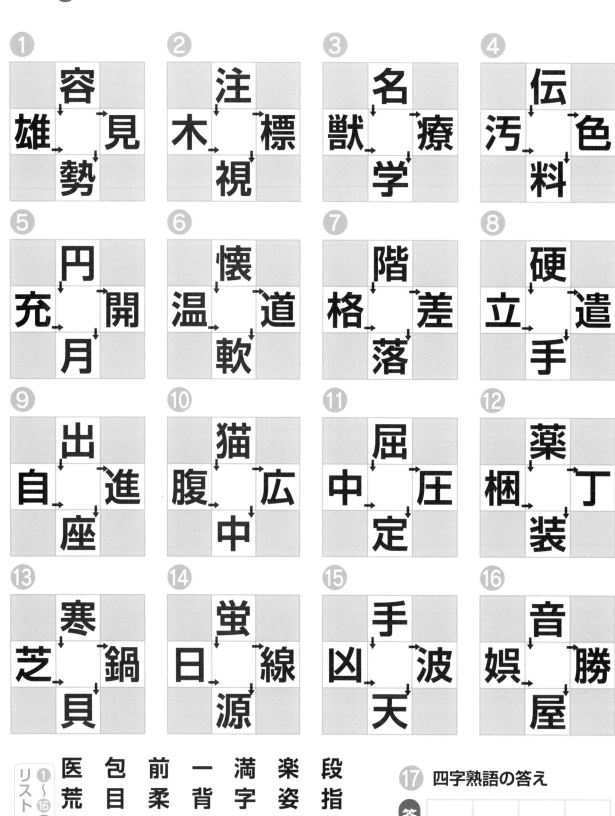

脳活ポイント

思考力と想起力を磨く！

４つの二字熟語に共通する漢字を探すのに必要な思考力や想像力・洞察力や、漢字を思い出す想起力が養われると考えられます。また、漢字力や語彙力を向上させる効果も期待できるでしょう。

目標時間

50代まで	60代	70代以上
25分	35分	45分

正答数　／34問　　かかった時間　分

⑱ 強 ／ 概 [ ] 件 ／ 求

⑲ 反 ／ 真 [ ] 手 ／ 襲

⑳ 期 ／ 際 [ ] 界 ／ 定

㉑ 卯 ／ 臨 [ ] 給 ／ 食

㉒ 濃 ／ 温 [ ] 着 ／ 意

㉓ 捜 ／ 探 [ ] 定 ／ 収

㉔ 鋭 ／ 三 [ ] 煮 ／ 質

㉕ 元 ／ 先 [ ] 国 ／ 母

㉖ 敗 ／ 撤 [ ] 化 ／ 治

㉗ 補 ／ 校 [ ] 解 ／ 午

㉘ 高 ／ 兄 [ ] 重 ／ 族

㉙ 低 ／ 混 [ ] 子 ／ 走

㉚ 放 ／ 反 [ ] 画 ／ 像

㉛ 皮 ／ 改 [ ] 靴 ／ 命

㉜ 口 ／ 真 [ ] 茶 ／ 葉

㉝ 黄 ／ 土 [ ] 糖 ／ 漠

⑱〜㉝のリスト

迷　退　査　実　祖　名　月
限　革　貴　逆　無　紅　正
有　角　厚　映　砂　要

㉞ 四字熟語の答え

答え

解答　⑱要、⑲逆、⑳限、㉑月、㉒厚、㉓査、㉔角、㉕祖、㉖退、㉗正、㉘貴、㉙迷、㉚映、㉛革、㉜紅、㉝砂、㉞＜四字熟語の答え＞有名無実

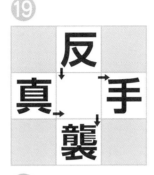

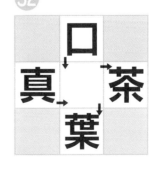

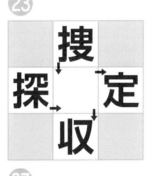

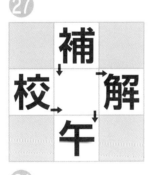

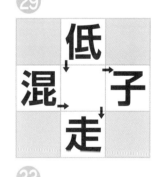

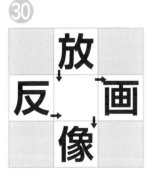

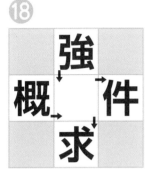

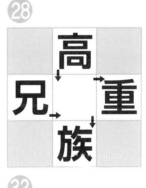

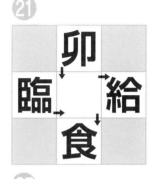

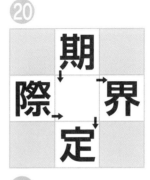

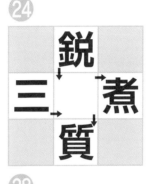

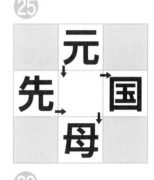

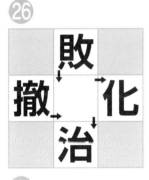

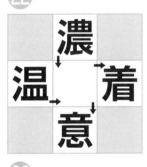

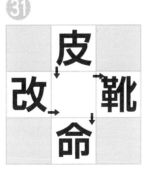

21日目 熟語駅伝

実践日

月　日

難易度 4 ★★★★☆

2～4文字の熟語が成立するよう、問題に提示された漢字をすべて、右のマスに当てはめてください。矢印でつながる上下のマスには同じ漢字が入ります。各問、すでに漢字が入っているマスもあります。

①

リスト

横 歌 優
県 和 断
題 不 山
柔 主 幕

	題		
			県
		不	
		幕	

②

リスト

三 倒 星
立 斗 点
五 体 北
七 方 液

液			
	方		
	点		
	五		
北			

③

リスト

千 砂 対
香 取 足
火 線 角
鳥 丘 花
糖

		花	
対			
		糖	
			丘
千			

④

リスト

疑 証 太
身 洋 常
号 心 暗
分 番 平
鬼

	分		
			号
疑			
	常		
		洋	

⑤

リスト

間 脳 剣
裏 陣 明
手 揮 照
頭 接 指
晰 片

		指	
			晰
		照	
片			
		剣	

⑥

リスト

笑 報 止
感 求 禁
進 移 千
情 請 書
万 人 入

		書	
			報
感			
		禁	
			万

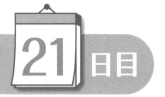

脳活ポイント

脳の司令塔を刺激！

ヒントの漢字をもとに２～４文字の熟語を作り出すため、想起力と言語力が鍛えられるとともに脳の司令塔「前頭前野」が刺激され、認知力や思考力が磨かれます。

目標時間

50代まで	60代	70代以上
25分	35分	45分

正答数 /12問　かかった時間 分

⑦

リスト

江 驚 戸
天 地 代
不 時 産
井 動 古

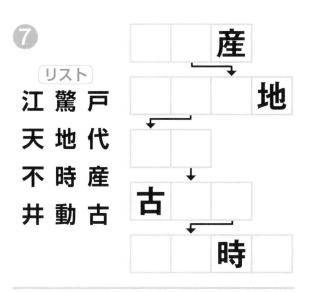

		産	
			地
古			
		時	

⑧

リスト

専 留 保
校 行 学
門 断 護
独 生 過

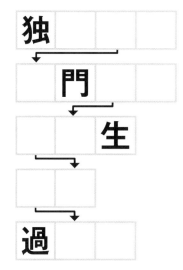

独			
	門		
		生	
過			

⑨

リスト

屋 大 接
名 剤 部
間 義 市
分 着 古
応

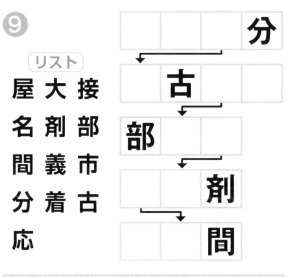

			分
	古		
部			
		剤	
		間	

⑩

リスト

私 募 軍
没 活 出
資 曹 動
神 鬼 生
金

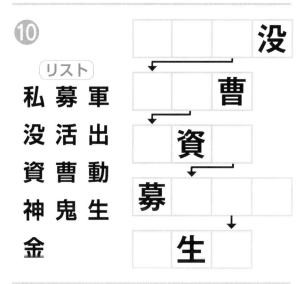

			没
		曹	
	資		
募			
	生		

⑪

リスト

立 家 全
安 護 三
内 心 士
分 慶 命
権 弁

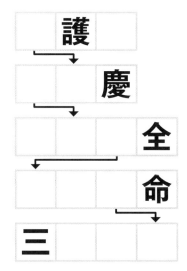

	護		
		慶	
			全
			命
三			

⑫

リスト

腹 基 人
秘 重 背
面 度 好
密 格 地
二 従 口

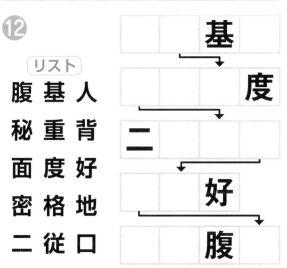

		基	
			度
二			
		好	
		腹	

※解答は87㌻をご覧ください

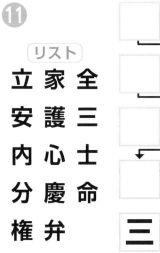

22日目 二字熟語足し算

実践日

月　日

難易度④★★★★☆

問題の各マスには、ある二字熟語を構成する漢字の一部がバラバラに分割されて書かれています。それらを足し算のように頭の中で組み合わせ、でき上がる二字熟語を解答欄に書いてください。

①

止 + 走 + 少 + 彳 = □□

②

㐬 + 心 + 刍 + 氵 = □□

③

工 + 气 + メ + 穴 = □□

④

身 + 勺 + 寸 + 白 = □□

⑤

阝 + 火 + 巛 + 方 = □□

⑥

皿 + 毎 + 成 + 攵 + 糸 = □□

⑦

口 + 牛 + 刀 + 角 + 禾 = □□

⑧

田 + 与 + 扌 + 冖 + 艹 = □□

⑨

力 + 辶 + 艹 + マ + 里 + 用 = □□

解答 ①徒歩、②急流、③空気、④射的、⑤防災、⑥繁盛、⑦和解、⑧描写、⑨通勤

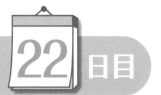

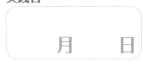

脳活ポイント

注意力が冴えわたる

バラバラになった漢字の偏やつくりからもとの字を推理して熟語にするには、集中力に加えて細かな注意力が必要になります。くり返して問題を解けば、うっかりミスが少なくなっていくでしょう。

目標時間

50代まで	60代	70代以上
15分	20分	25分

正答数 ／18問　かかった時間 分

⑩ 火 ＋ ム ＋ 丁 ＋ 口 ＝ □□

⑪ 舌 ＋ 雨 ＋ 言 ＋ 电 ＝ □□

⑫ 卓 ＋ 頁 ＋ 彦 ＋ 月 ＝ □□

⑬ 宀 ＋ 艮 ＋ 疋 ＋ 阝 ＝ □□

⑭ 生 ＋ 忄 ＋ 人 ＋ 二 ＝ □□

⑮ 力 ＋ 力 ＋ 𭕄 ＋ 亻 ＋ 重 ＝ □□

⑯ 十 ＋ 日 ＋ 土 ＋ 言 ＋ 寸 ＝ □□

⑰ 圭 ＋ 主 ＋ 忄 ＋ 月 ＋ 攵 ＝ □□

⑱ 木 ＋ 卓 ＋ 品 ＋ 乙 ＋ 火 ＋ 𠂉 ＝ □□

解答 ⑩灯台、⑪電話、⑫朝顔、⑬限定、⑭天性、⑮労働、⑯時計、⑰表情、⑱乾燥

熟語1/4ピース

実践日

月　日

難易度④★★★★☆

三字熟語、または四字熟語を構成する漢字が、それぞれ4分の1ヵ所、もしくは4分の1×2ヵ所しか表示されていません。正しくは何の漢字かをリストから1つずつ選び、マスに書き入れてください。

①
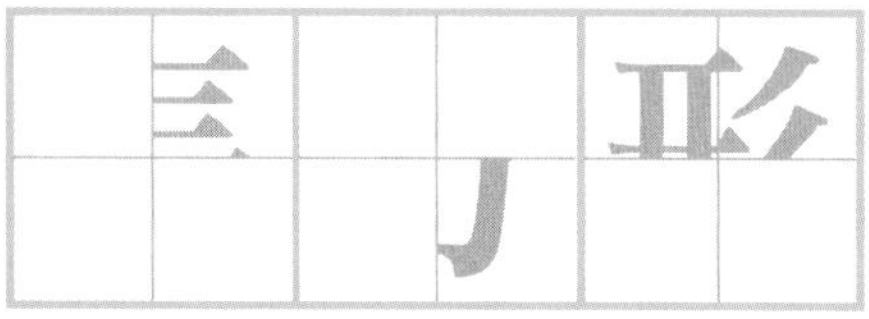

⑦
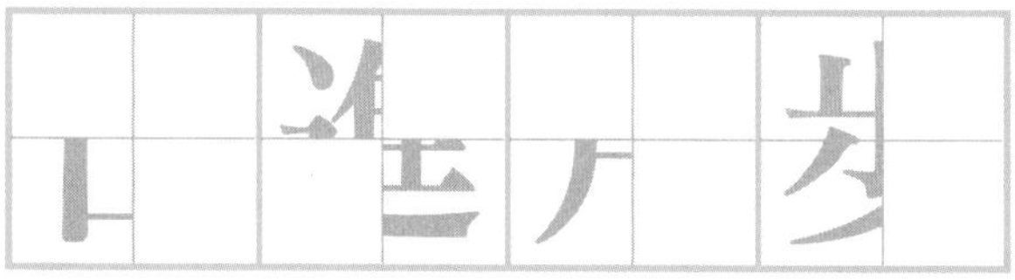

②
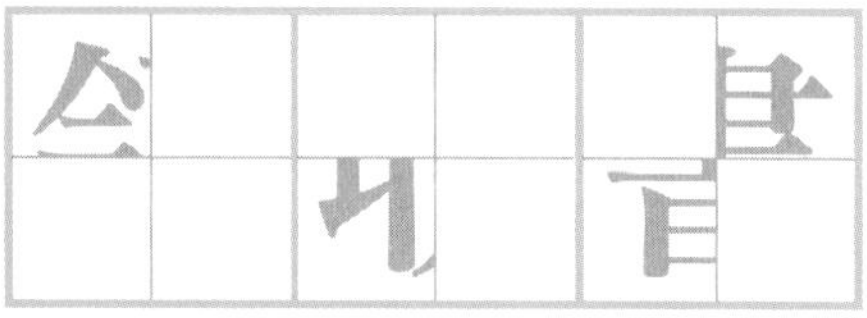

⑧
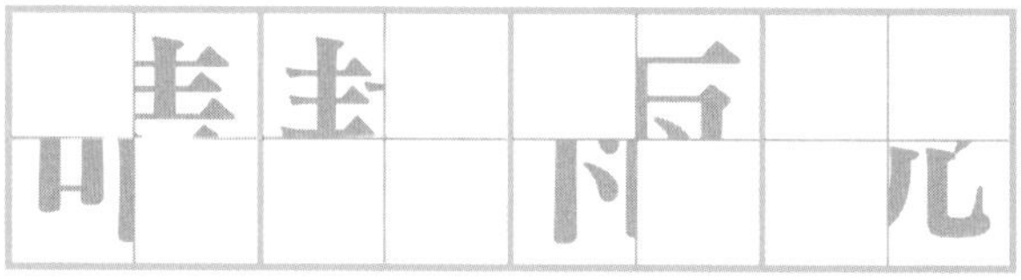

③
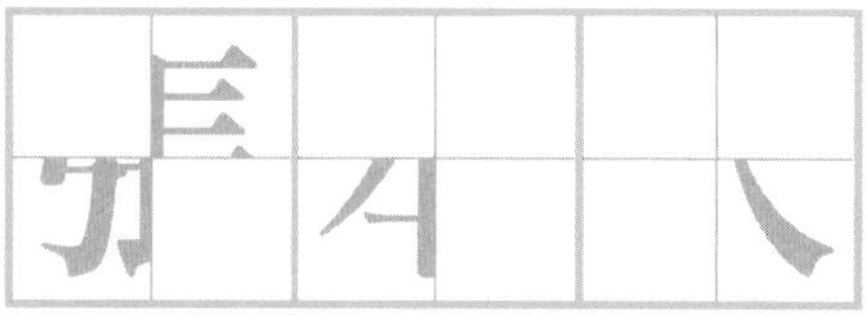

⑨
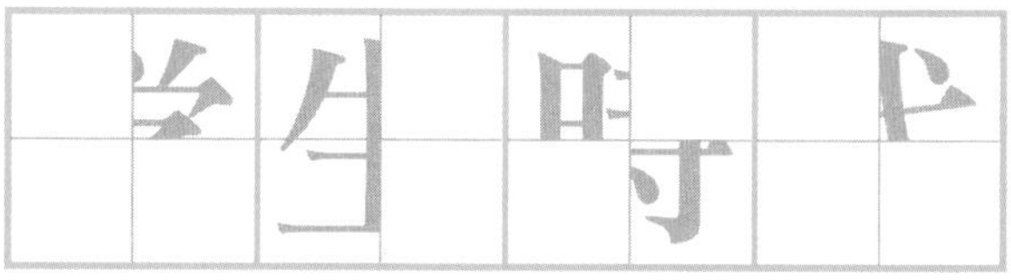

④
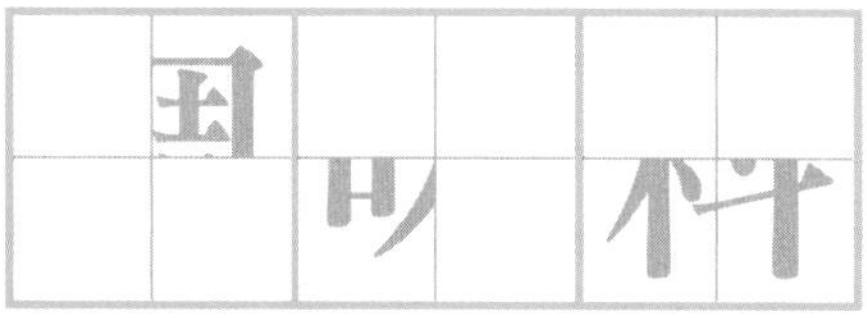

⑩
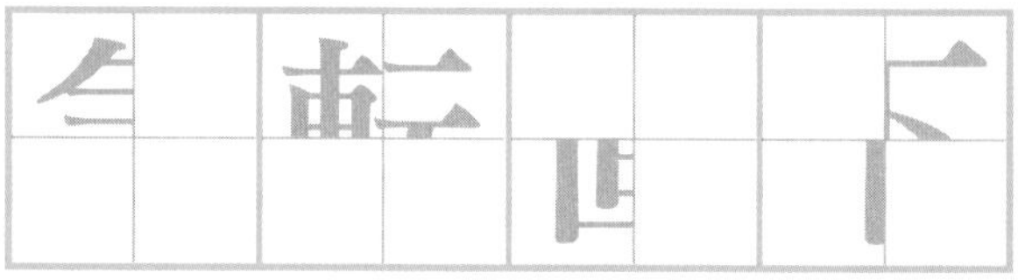

⑤
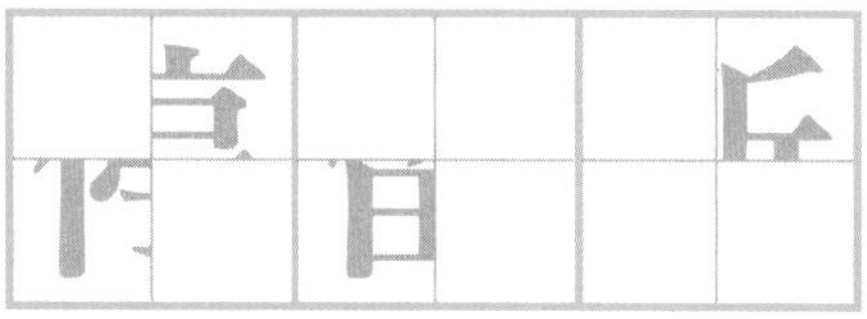

⑪
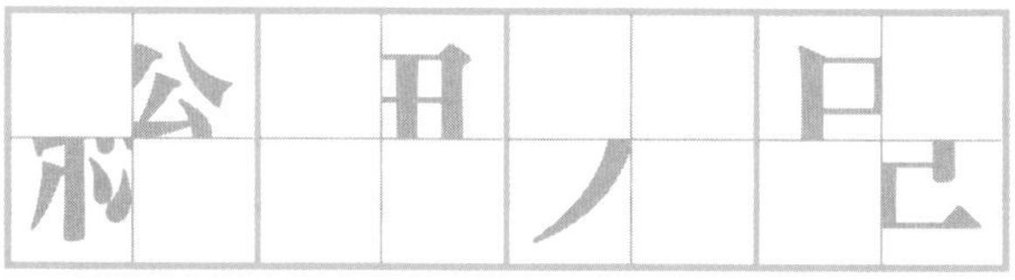

⑥
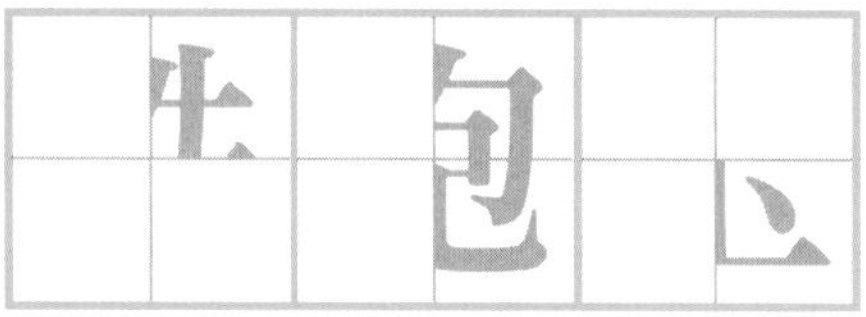

⑫
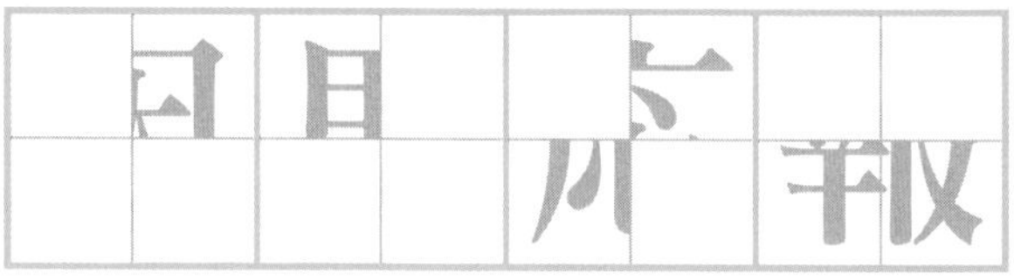

1回ずつ、すべての漢字を用います

①〜⑫のリスト

領	晴	生	本	直	所	月	大	味	転	砲	雨	形	報
調	鉄	耕	理	日	果	長	玉	読	人	代	書	応	留
方	臣	歩	因	急	張	時	停	下	収	総	学	進	料

解答 ①長方形、②領収書、③張本人、④調味料、⑤停留所、⑥鉄砲玉、⑦日進月歩、⑧晴耕雨読、⑨学生時代、⑩急転直下、⑪総理大臣、⑫因果応報

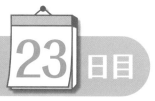

脳活ポイント

直感力や思考力を強化！

４分の１、あるいは４分の２しか表示されていない漢字全体を推理することで直感力や発想力が鍛えられます。さらに、三字熟語・四字熟語を作るさいに思考力や想起力が養われます。

目標時間

50代まで	60代	70代以上
15分	25分	30分

正答数 ／24問　かかった時間 分

⑬
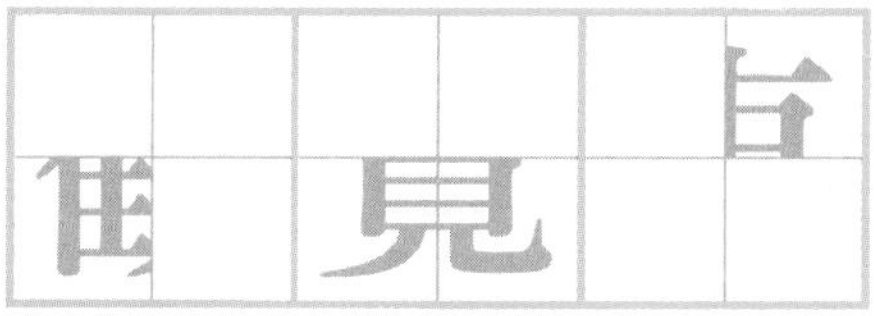

⑭
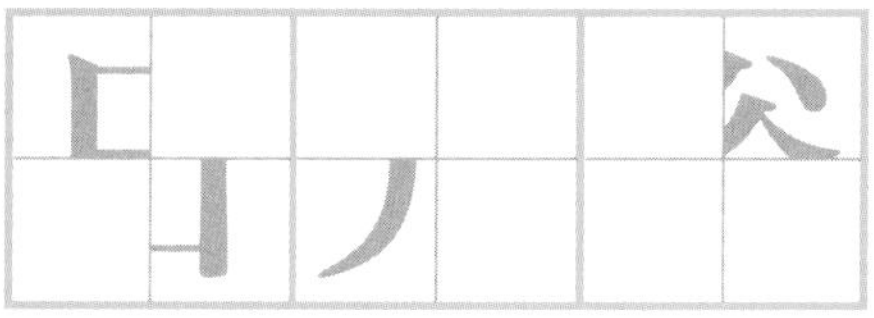

⑮
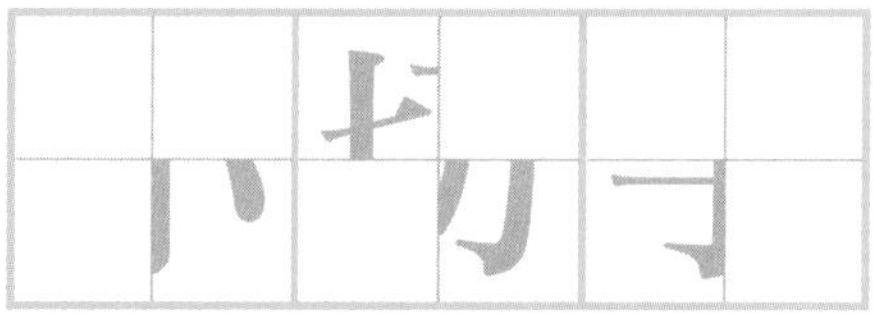

⑯
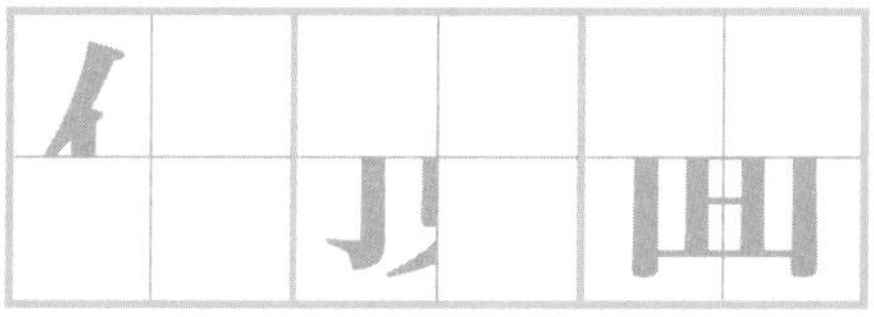

⑰
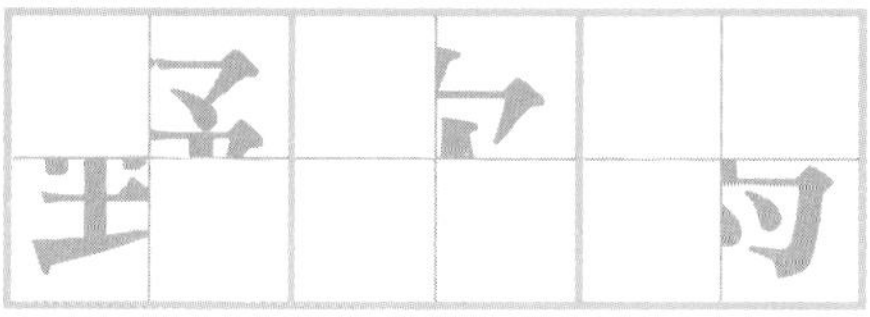

⑱
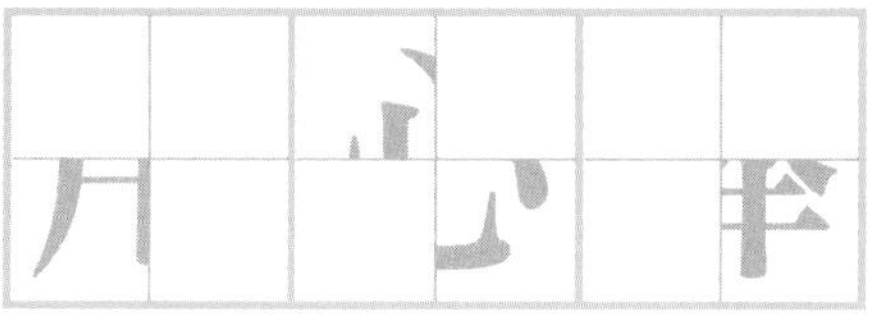

⑲
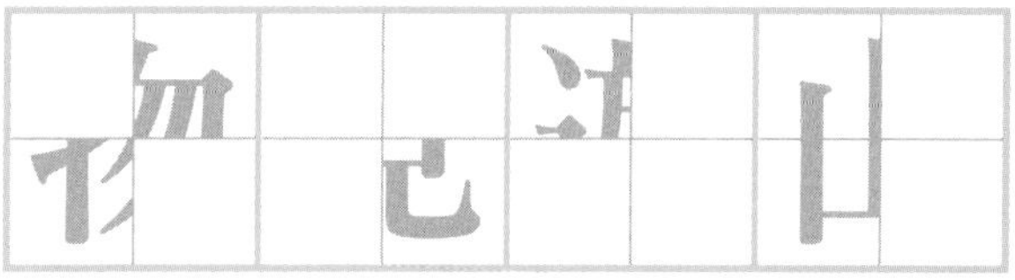

⑳
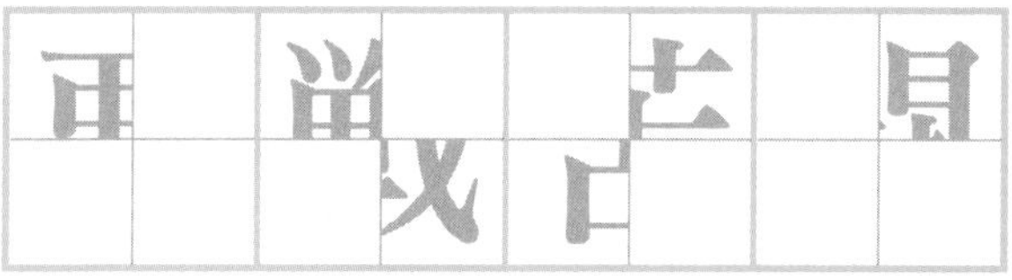

㉑
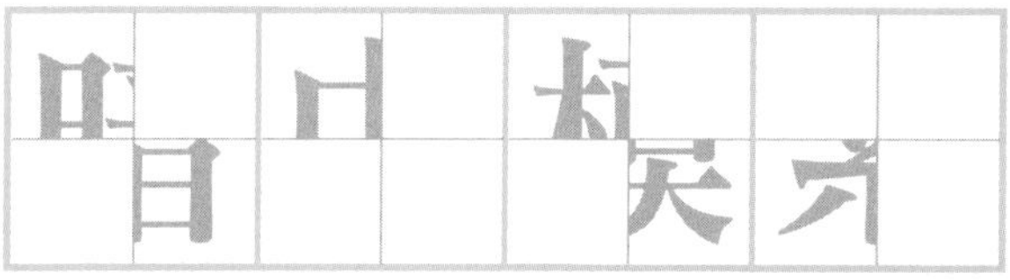

㉒
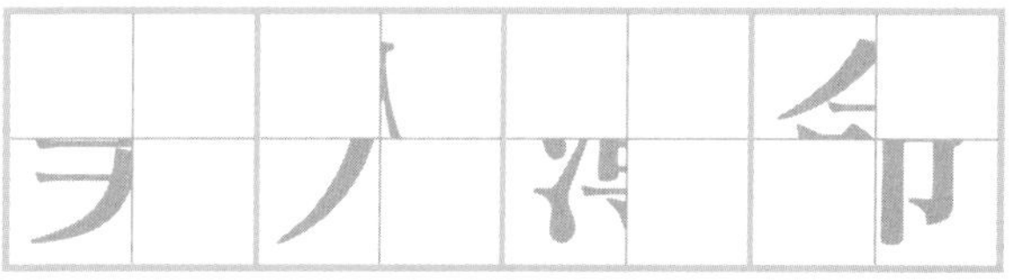

㉓
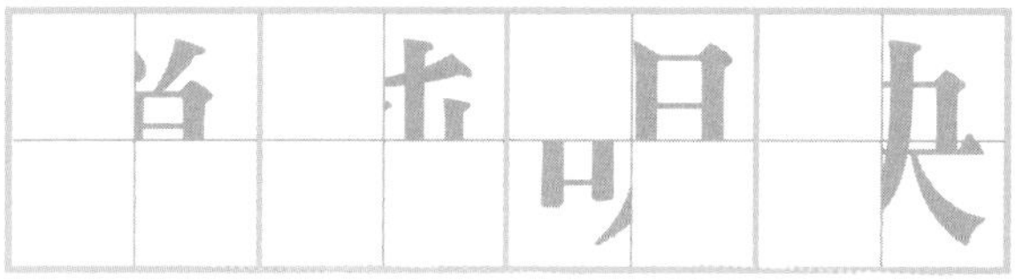

㉔
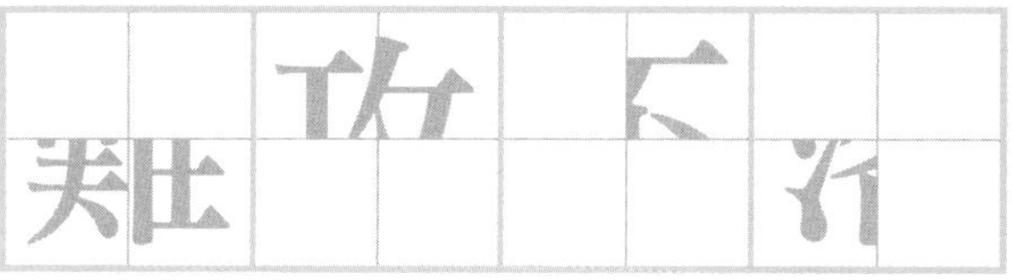

1回ずつ、すべての漢字を用います

⑬〜㉔のリスト

快 中 攻 覧 用 車 面 日 苦 心 暗 薄 山 単
闘 模 光 手 次 悪 不 棒 命 頂 人 浴 落 小
馬 難 見 索 切 仏 野 純 戦 物 観 明 美 遊

解答 ⑬観覧車、⑭日光浴、⑮小切手、⑯仏頂面、⑰野次馬、⑱用心棒、⑲物見遊山、⑳悪戦苦闘、㉑暗中模索、㉒美人薄命、㉓単純明快、㉔難攻不落

24日目 漢字ピックアップ

実践日

月　日

難易度 4 ★★★★☆

各問、3×3マスの中に漢字が1字ずつ入っていて、全部で9つの漢字が提示されています。この漢字を指定された個数分拾い上げ、上に示されているテーマに沿った名前や言葉を解答欄に書いてください。

昭和に活躍した映画スター名

① 5文字

原	岩	次
谷	石	林
裕	郎	風

答え

② 4文字

三	高	柳
夕	郎	船
敏	低	子

答え

③ 4文字

二	鶴	蔵
天	武	浩
田	沢	源

答え

御祈禱の内容名

④ 4文字

内	休	気
育	家	全
見	安	玉

答え

⑤ 4文字

背	商	院
売	医	繁
元	盛	原

答え

⑥ 4文字

体	全	五
努	健	衣
身	熱	夢

答え

県庁所在地の市名

⑦ 4文字

小	名	万
大	市	京
屋	木	古

答え

⑧ 4文字

宇	長	森
指	北	宮
市	帯	都

答え

⑨ 3文字

松	坂	市
川	水	神
島	美	山

答え

解答 ①石原裕次郎、②三船敏郎、③鶴田浩二、④家内安全、⑤商売繁盛、⑥身体健全、⑦名古屋市、⑧宇都宮市、⑨松山市

脳活ポイント

目で見る力と記憶力を養う

各問にある９つの漢字から答えに使う漢字を見極めなければならないため、目で見る力や記憶力が養われます。また、テーマから連想して思い出す力も鍛えられると考えられます。

目標時間

50代まで	60代	70代以上
15分	20分	25分

正答数　／18問

かかった時間　分

日本の昔話名

⑩ 5文字

郎	三	段
代	太	千
年	銀	寝

答え

⑪ 4文字

寸	三	法
師	冒	立
士	弱	一

答え

⑫ 3文字

魚	蔵	教
笠	牛	車
猿	善	地

答え

電気製品名

⑬ 5文字

鉄	燥	羽
団	笛	乾
機	布	皮

答え

⑭ 4文字

話	放	帯
携	由	法
油	電	郵

答え

⑮ 3文字

果	反	灯
発	蛍	農
光	石	様

答え

昭和に活躍した野球の選手名

⑯ 4文字

義	村	也
山	野	郎
克	塚	落

答え

⑰ 4文字

三	雄	田
金	追	益
黒	一	正

答え

⑱ 4文字

島	治	村
栄	江	生
貫	沢	二

答え

解答 ⑩三年寝太郎、⑪一寸法師、⑫笠地蔵、⑬布団乾燥機、⑭携帯電話、⑮蛍光灯、⑯野村克也、⑰金田正一、⑱沢村栄治

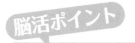

25日目 漢字熟語しりとり

実践日

月　日

難易度❹★★★★☆

７つの漢字を使い、二字熟語をしりとりで作ります。できた二字熟語の右側の漢字が、次の二字熟語の左側の漢字になります。答えの最初と最後の漢字は１度しか使いません。うまくつながるように埋めてください。

❶ 末墨粉記靴汁筆

靴□ ▶ □□ ▶ □□ ▶
□□ ▶ □□ ▶ □□

❺ 逸平優脱秀易水

□□ ▶ □□ ▶ 逸□ ▶
□□ ▶ □□ ▶ □□

❷ 流房発木出電工

出□ ▶ □□ ▶ □□ ▶
□□ ▶ □□ ▶ □□

❻ 銭身治化湯安美

□□ ▶ □□ ▶ 身□ ▶
□□ ▶ □□ ▶ □□

❸ 明財確家産弁実

弁□ ▶ □□ ▶ □□ ▶
□□ ▶ □□ ▶ □□

❼ 意習思察風得考

□□ ▶ □□ ▶ 得□ ▶
□□ ▶ □□ ▶ □□

❹ 確手正厚温柄保

正□ ▶ □□ ▶ □□ ▶
□□ ▶ □□ ▶ □□

❽ 部日席頭休首没

□□ ▶ □□ ▶ 没□ ▶
□□ ▶ □□ ▶ □□

解答
❶靴墨→墨汁→汁粉→粉末→末筆→筆記、❷出発→発電→電流→流木→木工→工房、
❸弁明→明確→確実→実家→家財→財産、❹正確→確保→保温→温厚→厚手→手柄、
❺優秀→秀逸→逸脱→脱水→水平→平易、❻美化→化身→身銭→銭湯→湯治→治安、
❼風習→習得→得意→意思→思考→考察、❽休日→日没→没頭→頭部→部首→首席

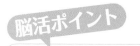

脳活ポイント

言語中枢を一段と磨く!

熟語をしりとりのようにつなげて並べることで、言語中枢である側頭葉を活性化させる効果が期待できます。また、想起力と洞察力、情報処理力も大いに鍛えられます。

目標時間

50代まで	60代	70代以上
30分	45分	60分

正答数 ／16問

かかった時間 分

⑨ 期結間完接納着

完□ ▶ □□ ▶ □□ ▶
□□ ▶ □□ ▶ □□

⑩ 縁作献起所文血

所□ ▶ □□ ▶ □□ ▶
□□ ▶ □□ ▶ □□

⑪ 窓岩車論溶山口

溶□ ▶ □□ ▶ □□ ▶
□□ ▶ □□ ▶ □□

⑫ 合真験場体純相

純□ ▶ □□ ▶ □□ ▶
□□ ▶ □□ ▶ □□

⑬ 拠石勤根原垣出

□□ ▶ □□ ▶ 垣□ ▶
□□ ▶ □□ ▶ □□

⑭ 秋酸立炭直木素

□□ ▶ □□ ▶ 酸□ ▶
□□ ▶ □□ ▶ □□

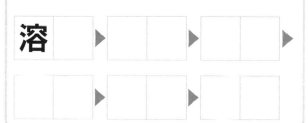

⑮ 表哲勢年変学情

□□ ▶ □□ ▶ 学□ ▶
□□ ▶ □□ ▶ □□

⑯ 告水広白背湯報

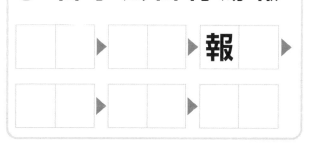

□□ ▶ □□ ▶ 報□ ▶
□□ ▶ □□ ▶ □□

解答
⑨完結→結納→納期→期間→間接→接着、⑩所作→作文→文献→献血→血縁→縁起、
⑪溶岩→岩山→山車→車窓→窓口→口論、⑫純真→真相→相場→場合→合体→体験、
⑬原石→石垣→垣根→根拠→拠出→出勤、⑭木炭→炭酸→酸素→素直→直立→立秋、
⑮変哲→哲学→学年→年表→表情→情勢、⑯背広→広報→報告→告白→白湯→湯水

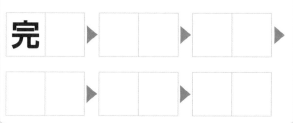

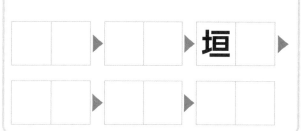

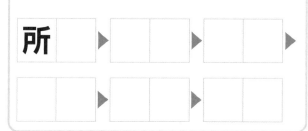

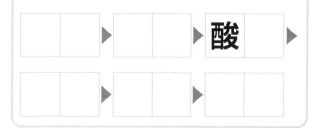

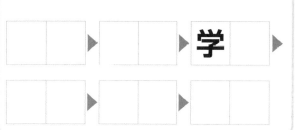

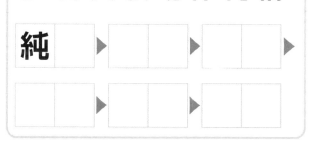

26日目 漢字連想クイズ

実践日

月　日

難易度❸★★★☆☆

❶～⑳にあるカタカナは、ある言葉から1文字抜いて○に置き換えてバラバラに並べたものです。足りない1文字を補ったうえで、正しく並べて漢字でカッコ内に書いてください。下の言葉は答えのヒントです。

❶ ケンダ○シタゲ

（　　　　　　）

風林火山　諏訪
堤防　川中島

❷ ワジ○アシ

（　　　　　　）

瀬戸内海　兵庫県
国産み神話　うずしお

❸ ンケ○イセ

（　　　　　　）

評判　気にする
噂　見栄

❹ チン○ウノジウ

（　　　　　　）

コンピューター　ＡＩ
将棋　2001年宇宙の旅

❺ カキ○ウンワン

（　　　　　　）

日本銀行　景気底上げ
ゼロ金利　政策

❻ カウウザ○ブジュンイ

（　　　　　　）

文化保護　国宝
文部科学大臣　美術品

❼ シラキ○ザシ

（　　　　　　）

東北民話　柳田國男
子供の精霊　福の神

❽ ウサクレ○コイゴ

（　　　　　　）

安全保障　ＵＮ
193ヵ国　ＰＫＯ

❾ カブ○インイカ

（　　　　　　）

明治時代　福沢諭吉
西洋　ざんぎり頭

❿ イジャツ○シジンマ

（　　　　　　）

宮島　日本三景
大鳥居　毛利元就

解答 ❶武田信玄、❷淡路島、❸世間体、❹人工知能、❺金融緩和、❻重要文化財、❼座敷童子、❽国際連合、❾文明開化、❿厳島神社

脳活ポイント

情報処理能力と洞察力が根づく

カタカナを全体に眺めたときに、答えが浮かび上がってくるようなら、情報処理能力と洞察力がかなり鍛えられています。わからなければ、想起力を刺激する厳選された言葉のヒントを活用してください。

目標時間

50代まで	60代	70代以上
15分	25分	30分

正答数 ／20問

かかった時間 分

⑪ ン○イベ

（　　　　）

牛若丸　向こうズネ
立ち往生　千人斬り

⑫ サウ○ゾカ

（　　　　）

東北民話　恩返し
雪まみれ　笠

⑬ タナ○リン

（　　　　）

新勝寺　千葉県
交通安全　御護摩祈禱

⑭ テイ○ンイメ

（　　　　）

シャーロック・ホームズ　謎解き
ミステリー　安楽イス

⑮ ャウュウ○シニジ

（　　　　）

満員御礼　チケット
コンサートホール　観客

⑯ イケン○ゲカ

（　　　　）

草の冠　オリンピア祭
日本酒　古代ギリシア

⑰ イウビ○ョウン

（　　　　）

宇治　10円硬貨
鳳凰堂　世界遺産

⑱ パカン○ダジ

（　　　　）

田中正造　交渉
ダイレクト　仲介無し

⑲ キュキウ○クホンウ

（　　　　）

当選　テレビ番組
地震　テロップ

⑳ トンウ○リキョウ

（　　　　）

2020年　首都開催
新国立競技場　エンブレム

解答 ⑪弁慶、⑫笠地蔵、⑬成田山、⑭名探偵、⑮入場者、⑯月桂冠、⑰平等院、⑱直談判、⑲緊急速報、⑳東京五輪

27日目 体の部位当てドリル

実践日

月　　日

難易度③★★★☆☆

①～㉚の文の中には空欄が１ヵ所あり、そこには体の部位に当たる漢字が１文字入ります。下にあるヒントの漢字のどれか１つを用いて、文を成立させてください。リストの漢字はそれぞれ１度しか使いません。

①～⑮のリスト

腰　指　喉(のど)　頬(ほお)　腕　肩　手　顔
耳　骨　口　爪　足　目　歯

① □を惜しまずに働き、ついには取締役にまで出世した。

② 勘違いだとわかり、□から火が出るほど恥ずかしかった。

③ 後ろ□をさされるようなことは、何一つしていない。

④ 無事に大任を果たして、□の荷が下りた。

⑤ お金を貯めるため、□に火をともすようにして暮らす。

⑥ 必要な小物を買っていたら、予算から□が出てしまった。

⑦ 無邪気な子イヌのしぐさを見ていると、□が緩む。

⑧ つい□がすべって、家族の秘密を友人に話した。

⑨ 友人の□に衣着せぬような物いいに、気分を害した。

⑩ 空腹時にケーキを出され、思わず□が鳴った。

⑪ 養生しなさいという医師の忠告に□を傾けた。

⑫ 名古屋に□を据えて、もう20年になる。

⑬ 美術館巡りをしていたから、□が肥えてきた。

⑭ やんちゃで自由奔放な次男に□を焼いている。

⑮ 練習を積んだので、試合を前にして□が鳴る。

解答 ①骨、②顔、③指、④肩、⑤爪、⑥足、⑦頬、⑧口、⑨歯、⑩喉、⑪耳、⑫腰、⑬目、⑭手、⑮腕

脳活ポイント

記憶力がたくましくなる

何気なく使っている日常会話には、体の部位を比喩的に用いる言い回しが数多くあります。改めて文章で見たときに正確に思い出せるかどうか、記憶力を鍛えましょう。使い慣れていない言葉は覚えてください。

目標時間

50代まで	60代	70代以上
20分	25分	30分

正答数 ／30問　　かかった時間 分

16～30のリスト

頭　顔　耳　目　鼻　口　歯　腕
肩　胸　腹　腰　手　踵（きびす）　膝（ひざ）

16 親友の厳しい意見は的を射ていて、どうにも□が痛い。

17 何もできず、ふがいない自分に□が立った。

18 社内の気軽な宴席なので、□をくずして座った。

19 彼のキザな話し方が□につく。

20 いいたいことをハッキリと伝えたので、□が晴れた。

21 妹が結婚するなんて、□が抜けるくらいびっくりだ。

22 ああいえばこういうで、まったく□が減らない人だ。

23 あの候補者はテレビで□が売れているので、票集めに有利。

24 子供はいつか、親の□を離れる。

25 閉店が相次ぎ、□の抜けたような商店街になった。

26 彼女は激怒していたが、□に角を立てるほどのことでもない。

27 将棋なら、□に覚えがあるので勝負しよう。

28 彼は、プロと□を並べるほどテニスがうまい。

29 新しい店をオープンし、新人の教育に□を抱えている。

30 急な用事を思い出し、途中で□を返した。

解答 16耳、17腹、18膝、19鼻、20胸、21腰、22口、23顔、24手、25歯、26目、27腕、28肩、29頭、30踵

28日目 ことわざ間違い探し

実践日

月　　日

難易度❸★★★☆☆

①～㉔には、日常よく使われることわざや慣用句が並んでいますが、それぞれ１ヵ所、間違った漢字が使われています。その間違った漢字を見つけ、正しい漢字に改めてください。

	誤	正
① 表山の一角		
② 行事魔多し		
③ 絵に置いた餅		
④ 二羽舌を使う		
⑤ 三角泡を飛ばす		
⑥ 早聞きは三文の徳		
⑦ 土橋を叩いて渡る		
⑧ 正直の頭に光宿る		
⑨ 親の因果が子に叶う		
⑩ 乳飲み本性違わず		
⑪ 犬が西向きゃ尻は東		
⑫ 枯れ葉も山の賑わい		

解答 ①表→氷、②行→好、③置→描、④羽→枚、⑤三→口、⑥聞→起、⑦土→石、⑧光→神、⑨叶→報、⑩乳→酒、⑪尻→尾、⑫葉→木

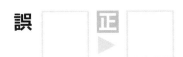

脳活ポイント

文字に集中して注意力を高める

会話などでよく使われることわざを集めてあります が、注意力が衰えていると気づけない間違いが含まれています。素早く解こうとせずに、文字をじっくり見て集中力を高めながら解きましょう。

目標時間

50代まで	60代	70代以上
15分	20分	25分

正答数 ／24問　かかった時間 分

⑬ 砂上の空論　誤 □ 正 ▶ □

⑭ 犬の足を踏む　誤 □ 正 ▶ □

⑮ 策氏策に溺れる　誤 □ 正 ▶ □

⑯ 白濁併せ呑む　誤 □ 正 ▶ □

⑰ 六十の見習い　誤 □ 正 ▶ □

⑱ 目から鼻へ裂ける　誤 □ 正 ▶ □

⑲ 髪の白いは七難隠す　誤 □ 正 ▶ □

⑳ 書いては事を仕損じる　誤 □ 正 ▶ □

㉑ 居間は広いようで狭い　誤 □ 正 ▶ □

㉒ 孫三人持てば身代潰す　誤 □ 正 ▶ □

㉓ 得を取るより金を取れ　誤 □ 正 ▶ □

㉔ 創業は易く守勢は難し　誤 □ 正 ▶ □

解答　⑬砂→机、⑭犬→二、⑮氏→士、⑯白→清、⑰見→手、⑱裂→抜、⑲髪→色、⑳書→急、㉑居→世、㉒孫→娘、㉓金→名、㉔勢→成

29日目 言葉かくれんぼ

実践日

月　日

難易度③★★★☆☆

大きさや向きの異なる２字～４字の言葉がたくさん書かれた図を見て、各問に答えてください。答えは、図の熟語から探して、指定された個数分を解答欄に書きましょう。それぞれのページごとに答えてください。

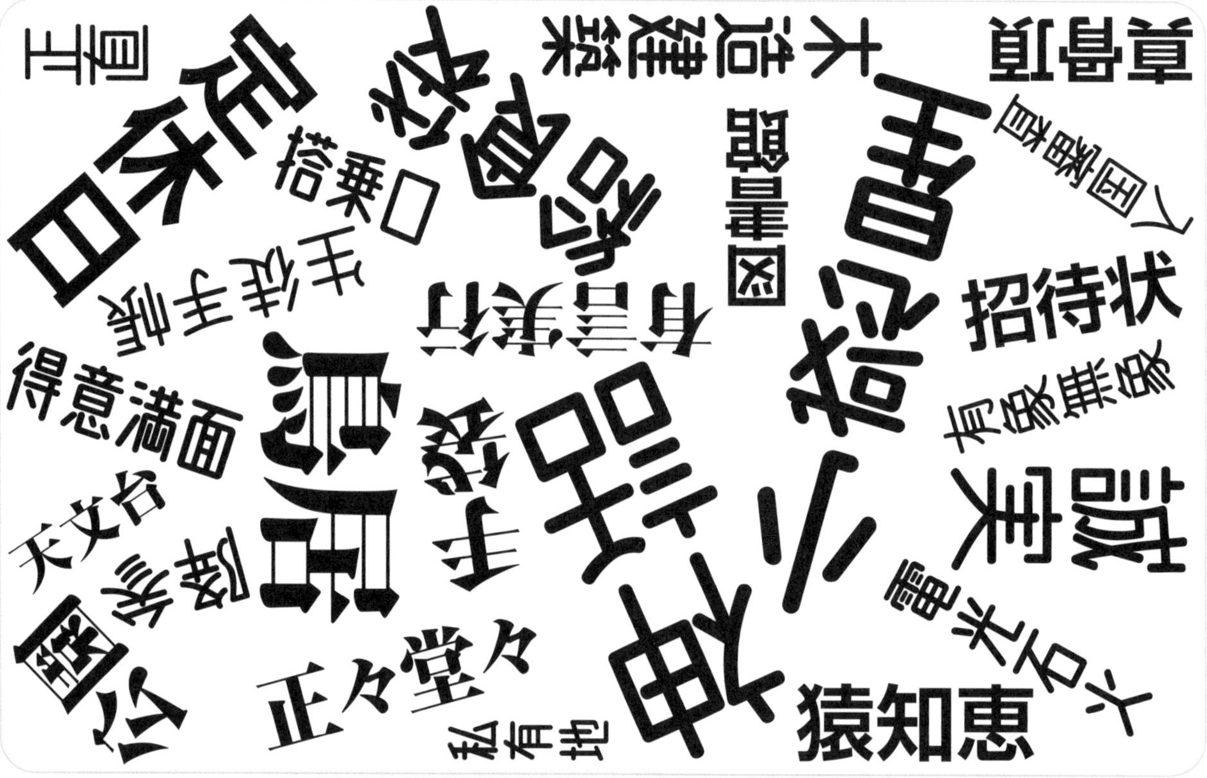

① 空港に関連が深い言葉2つは何と何？

答え

② 公共施設を示す言葉2つは何と何？

答え

③ 宇宙に関連が深い言葉2つは何と何？

答え

④ 動きが大変素早いことを示す言葉１つは何？

答え

⑤ 同じ意味を持つ言葉１組は何と何？

答え

⑥ 動物の漢字が入った言葉３つは何と何と何？

答え

⑦ 読み方が「しん」で始まる言葉2つは何と何？

答え

⑧ 「口にしたことを実現させる」を示す言葉１つは何？

答え

解答 ①搭乗口・入国審査、②図書館・公園、③小惑星・天文台、④電光石火、⑤正直・誠実、⑥鳥居・有象無象・猿知恵、⑦真骨頂・神話、⑧有言実行

脳活ポイント

頭頂葉が鍛えられ認知力が向上!

図に書かれている熟語は大きさ・向き・書体がすべてバラバラなので、それぞれを識別するさいに、物の形を認識する頭頂葉が特に鍛えられます。認知力の向上に大いに役立ちます。

目標時間

50代まで	60代	70代以上
15分	20分	25分

正答数 ／16問　かかった時間 分

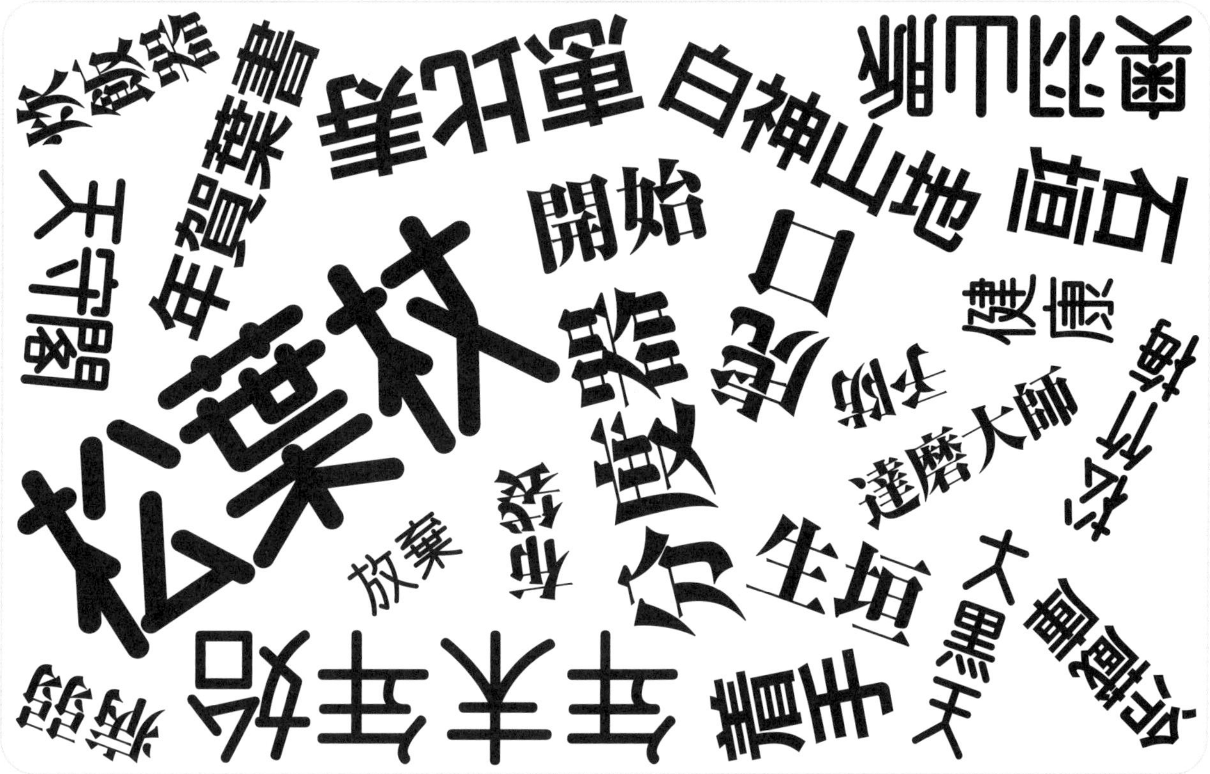

❾ 同じ意味を持つ言葉1組は何と何？

答え

❿ 反対の意味を持つ言葉1組は何と何？

答え

⓫ 正月に届くものを示す言葉1つは何？

答え

⓬ 家電製品に関する言葉2つは何と何？

答え

⓭ めでたいものを示す言葉1つは何？

答え

⓮ 世界遺産の名前1つは何？

答え

⓯ 七福神を示す言葉3つは何と何と何？

答え

⓰ 城に関連する言葉3つは何と何と何？

答え

解答 ❾着手・開始、❿健康・病弱、⓫年賀葉書、⓬炊飯器・冷蔵庫、⓭松竹梅、⓮白神山地、⓯布袋・恵比寿・大黒天、⓰天守閣・虎口・石垣

30日目 二字熟語ジグソー

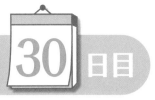

実践日

月　　日

難易度④★★★★☆

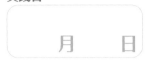

ある漢字２字の言葉がいくつかの断片に分かれています。それらのピースを頭の中で組み合わせ、元の漢字２字を当ててください。答えの漢字を思い浮かべ問題と照らし合わせると、答えやすいでしょう。

①～⑩は「食べ物に関する熟語」です。

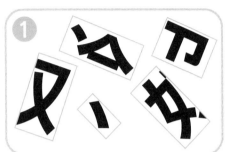

①

答え

⑥
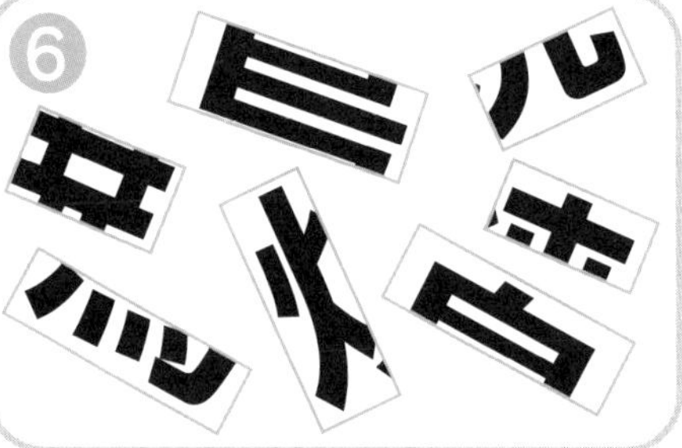
答え

②

答え

⑦
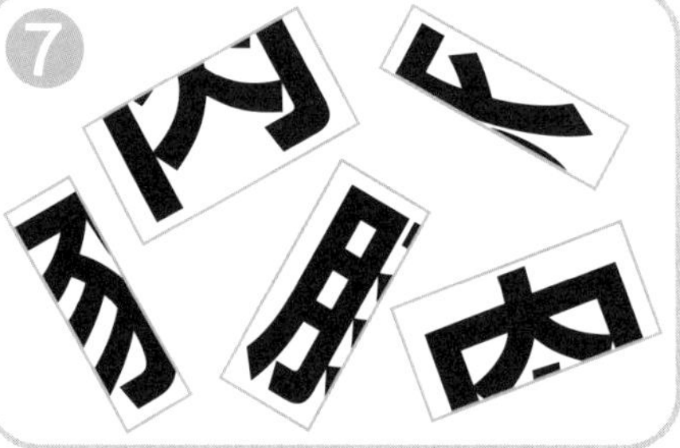
答え

③
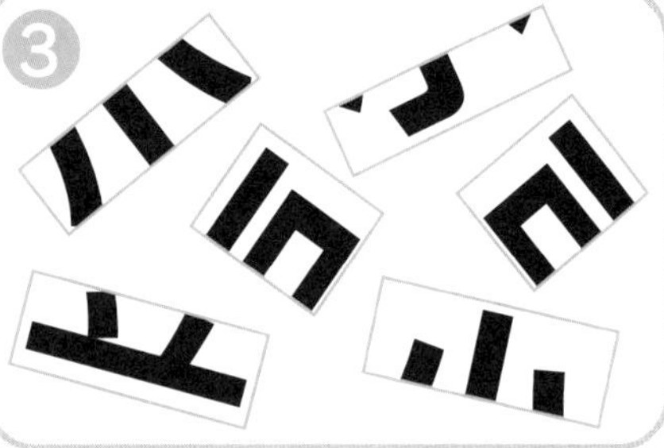
答え

⑧
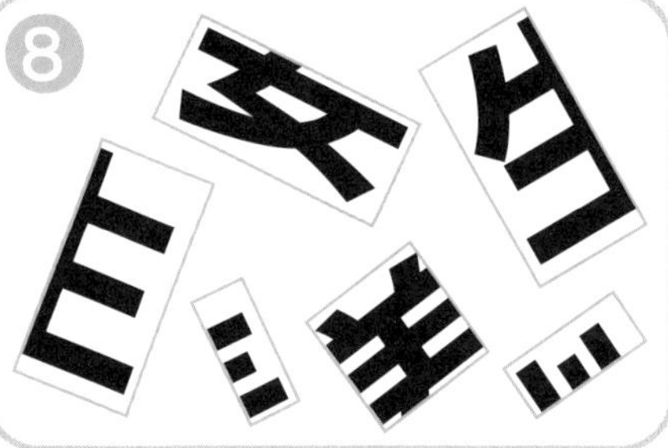
答え

④
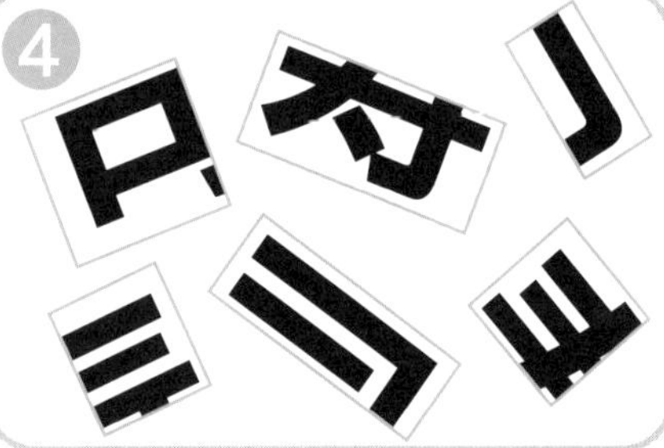
答え

⑨
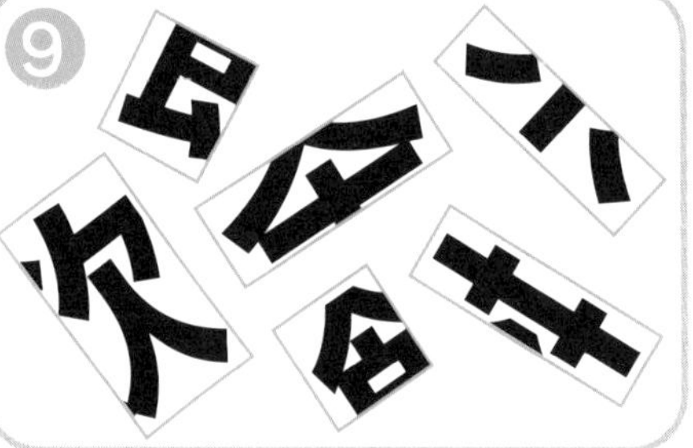 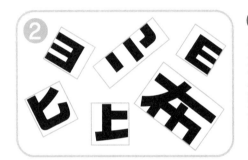
答え

⑤
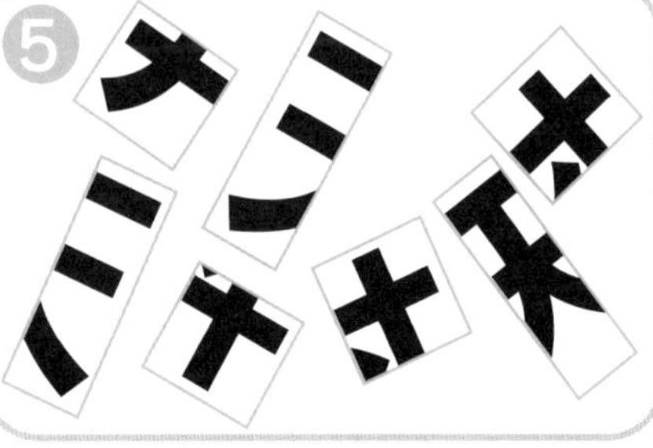
答え

⑩
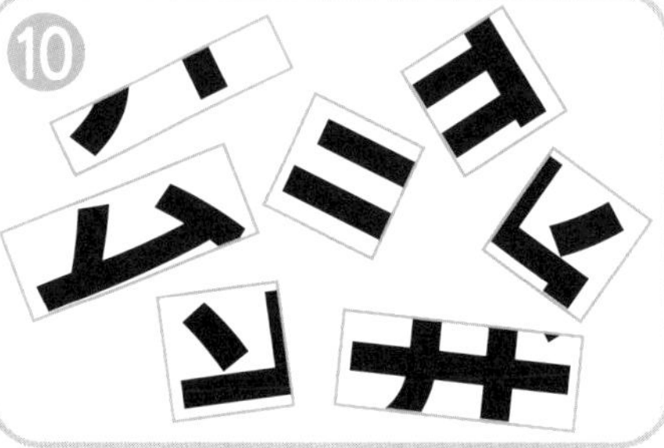
答え

解答 ①冷奴、②昆布、③小豆、④寿司、⑤天丼、⑥焼鳥、⑦豚肉、⑧生姜、⑨飲茶、⑩弁当

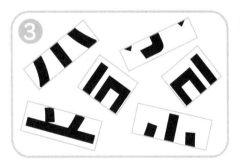

脳活ポイント

直感力も漢字力も鍛える！

頭の中で完成図をイメージしたり、ピースの組み合わせを直感的に判断したりするため、イメージ力や直感力を担う右脳の活性化に役立つほか、想起力・判断力も養われます。

目標時間

50代まで	60代	70代以上
30分	40分	50分

正答数　／20問

かかった時間　分

⑪～⑳は「天候に関する熟語」です。

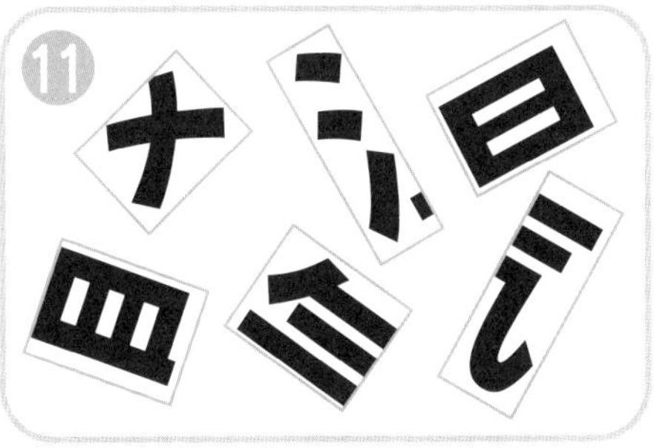

答え

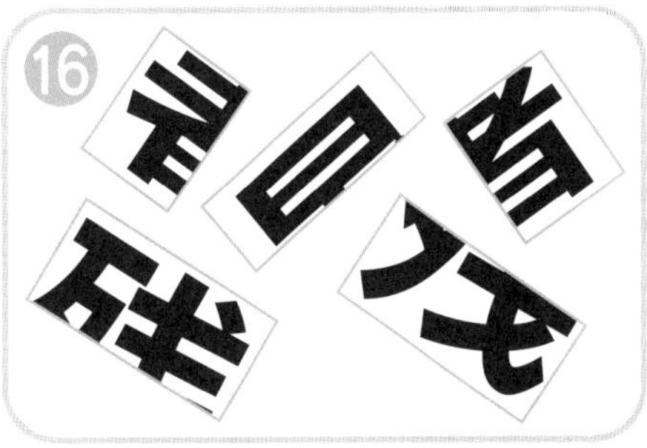

答え

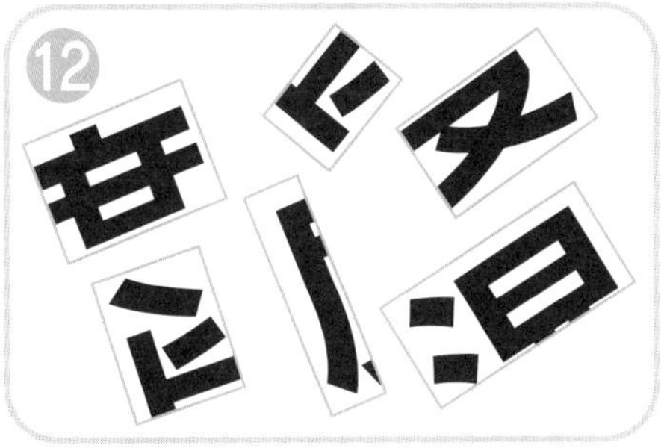

答え

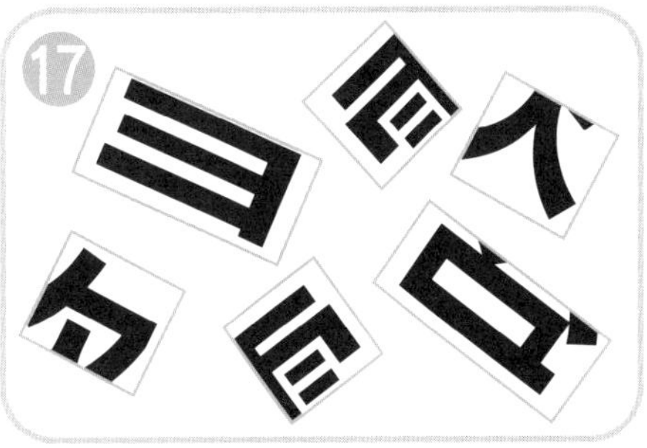

答え

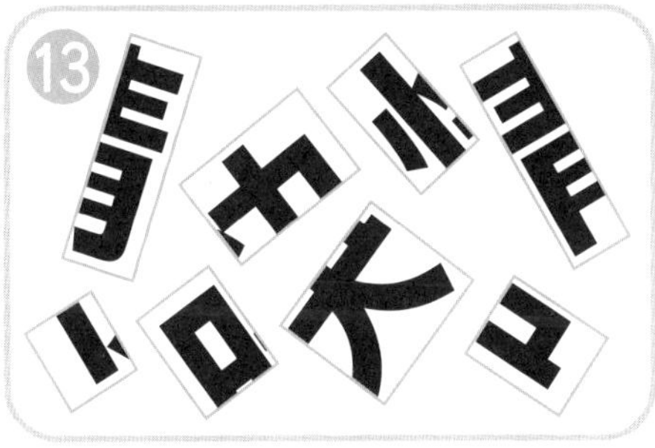

答え

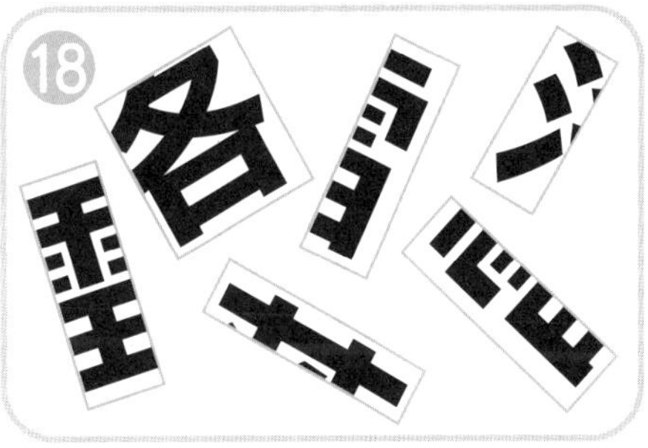

答え

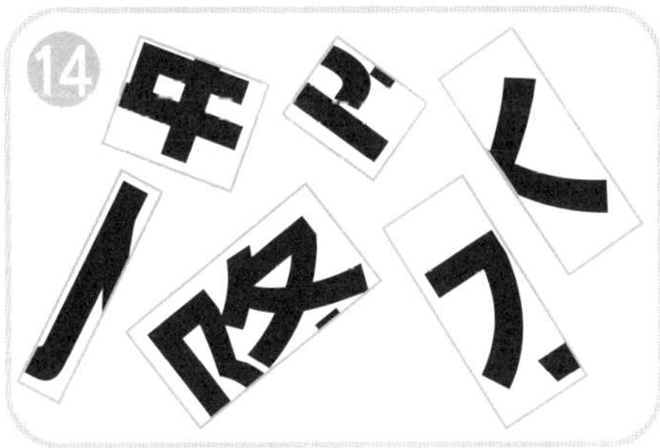

答え

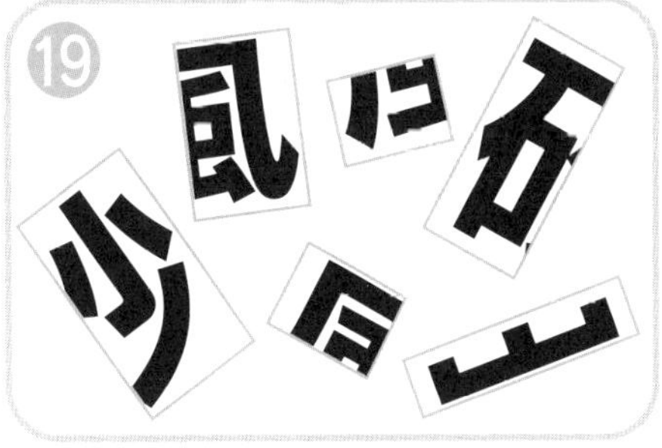

答え

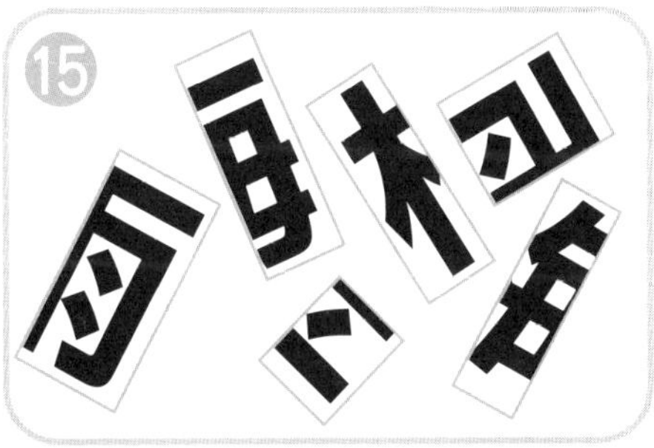

答え

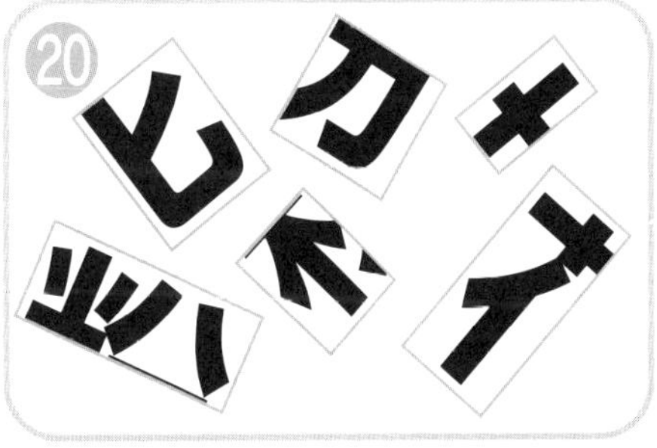

答え

解答 ⑪気温、⑫湿度、⑬快晴、⑭降水、⑮梅雨、⑯残暑、⑰吹雪、⑱落雷、⑲砂嵐、⑳花粉

漢字脳活ひらめきパズル⑯ 解答

3日目 漢字スケルトン

❶ 会社組織

地	産	地	消	■	■	店	■
方	■	■	滅	■	株	主	■
自	由	人	■	■	式	■	■
治	■	格	差	社	会	■	■
■	医	者	■	■	社	交	性

❷ 悪影響

空	手	家	■	不	注	意
前	■	■	■	■	■	地
絶	縁	体	■	■	最	悪
後	■	温	故	知	新	■
■	■	計	■	■	式	場

❸ 直立不動

公	明	正	大	■	■	■	■
共	■	■	■	動	体	視	力
性	格	診	断	■	■	聴	■
■	闘	■	固	定	■	覚	■
■	技	術	■	理	容	室	■

❹ 目的

合	衆	国	■	■	科	目
図	■	語	学	留	学	■
■	■	教	■	■	小	■
看	護	師	■	逆	説	的
■	身	■	即	効	■	中
■	術	■	■	果	■	率

❺ 新陳代謝

共	同	声	明	■	人	■
和	■	■	治	水	工	事
国	民	■	維	■	■	■
■	主	■	新	進	気	鋭
自	主	的	■	歩	■	角
■	義	■	■	的	■	■

❻ 不条理

短	編	集	■	京	■	■
絡	■	中	心	人	物	■
的	■	講	■	形	■	■
■	不	義	理	■	強	■
改	正	■	解	散	請	求

❼ 経験則

精	神	統	一	■	帝	■
■	経	■	■	■	王	道
■	質	実	剛	健	■	路
■	■	体	■	康	■	標
未	経	験	■	美	意	識

4日目 数字つなぎ三字熟語

❶

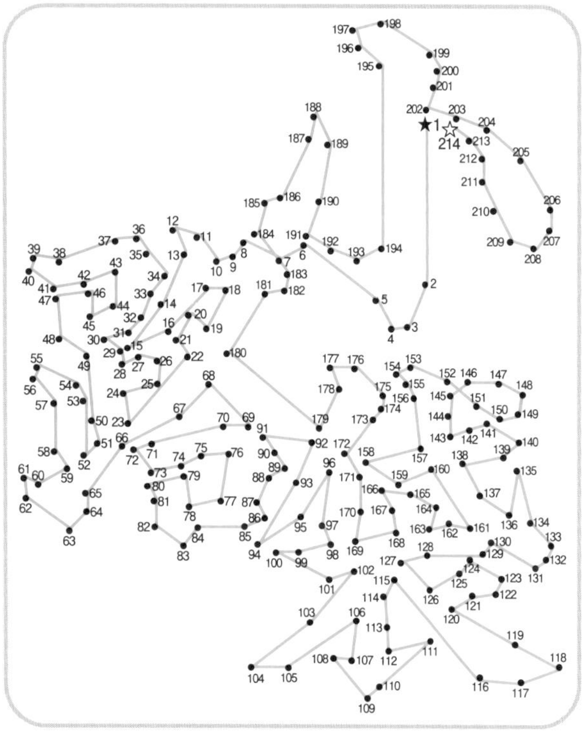

答え 袋小路

❷

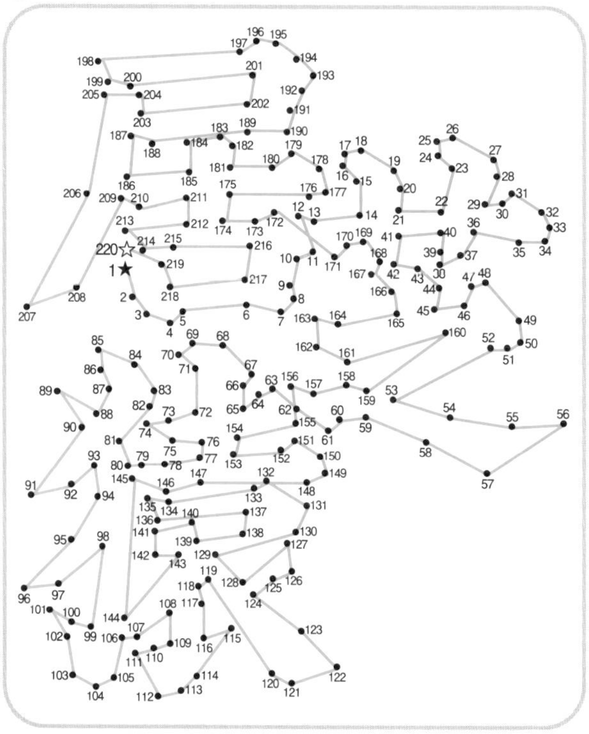

答え 猿芝居

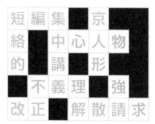

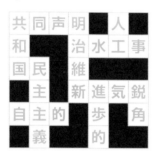

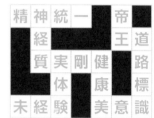

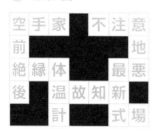

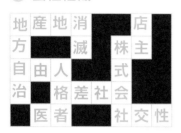

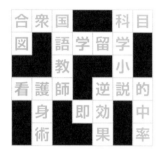

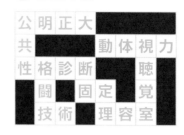

その他のドリルの解答は各ページの下欄に記載しています。

6日目 熟語駅伝

❶
万葉集
離合集散
合同
一心同体
老婆心

❷
道路
路面電車
真面目
出目金
黄金時代

❸
完全無欠
無我夢中
白昼夢
自白
変幻自在

❹
金科玉条
玉手箱
小切手
切磋琢磨
研磨剤

❺
不眠不休
小休止
明鏡止水
望遠鏡
遠近両用

❻
容疑者
疑心暗鬼
暗中模索
中途半端
容姿端麗

❼
初詣
出初式
立身出世
粉骨砕身
屋台骨

❽
千両役者
記者会見
日和見
平和
太平洋

❾
家庭菜園
小松菜
松竹梅
竹取物語
取引先

❿
片手間
人間関係
関東地方
地下鉄
下駄箱

⓫
順風満帆
露天風呂
有頂天
真骨頂
純真無垢

⓬
同級生
異口同音
天変地異
臨機応変
応急処置

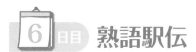

漢字脳活ひらめきパズル⑯ 解答

18日目 漢字スケルトン

❶ 政治家

■	節	■	年	中	行	事
出	目	金	■	■	■	前
来	■	満	足	感	■	準
事	業	家	■	無	防	備
■	界	■	重	量	■	■

❷ 電光石火

遠	水	近	火	■	偉	■
■	蒸	■	花	火	大	会
人	気	者	■	■	■	議
材	■	■	料	理	教	室
募	■	■	金	■	科	■
集	合	場	所	■	書	道

❸ 司会

■	逆	■	神	経	衰	弱
回	転	寿	司	■	■	酸
収	■	限	■	通	電	性
業	■	無	情	■	話	■
者	■	■	報	道	番	組
■	半	可	通	■	号	■

❹ 現時点

■	新	聞	■	熱	帯	気	候
■	装	■	■	処	■	■	補
■	開	■	生	理	現	象	■
開	店	休	業	■	代	■	■
■	■	■	■	■	語	学	力

❺ 一人旅

■	旅	■	■	朝	寝	坊
一	人	前	■	■	台	■
切	■	途	中	下	車	■
合	■	多	■	克	■	鼻
財	政	難	■	上	質	紙

❻ 情報社会

不	協	和	音	■	同	期
完	■	■	楽	隠	居	■
全	国	大	会	■	人	情
■	内	■	■	姉	■	熱
路	線	図	■	御	三	家

❼ 作品展

■	書	■	一	大	決	心
生	写	真	■	発	■	理
活	■	実	■	生	物	学
■	甘	味	処	■	価	■
意	■	■	女	子	高	生
図	画	工	作	■	騰	■

❽ 文庫本

薄	利	多	売	■	一	■
■	害	■	出	処	進	退
■	一	年	中	■	一	■
合	致	■	■	引	退	劇
衆	■	業	務	用	■	作
国	語	■	■	文	筆	家

19日目 数字つなぎ三字熟語

❶

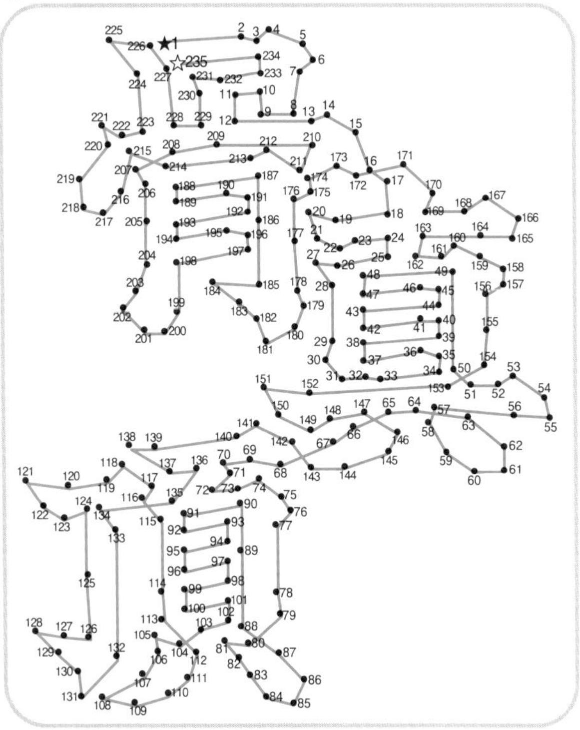

答え 真 骨 頂

❷

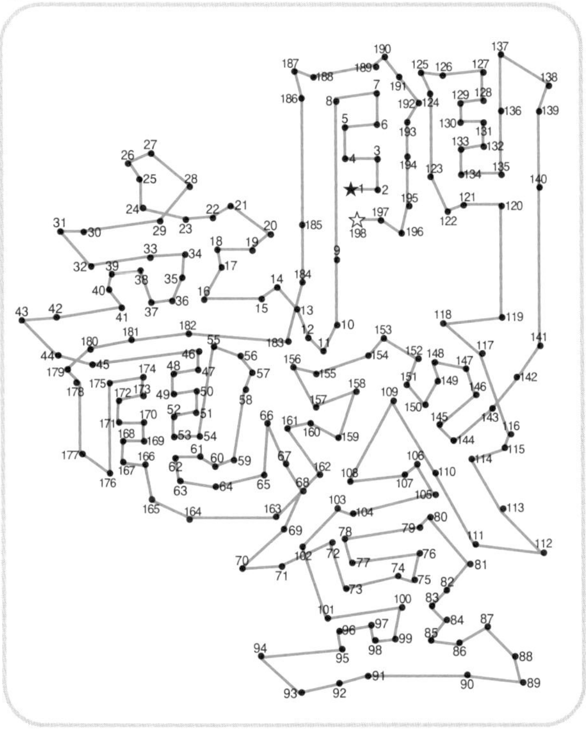

答え 登 竜 門

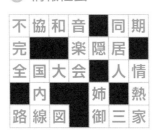

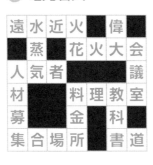

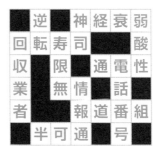

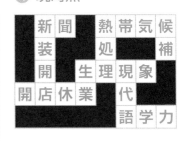

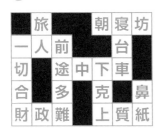

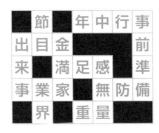

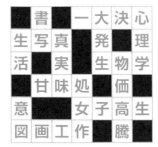

その他のドリルの解答は各ページの下欄に記載しています。

21日目 熟語駅伝

①

主**題**歌
和歌山**県**
柔和
優柔**不**断
横断**幕**

②

液体
立**方**体
三**点**倒立
七**五**三
北斗七星

③

線香**花**火
対角線
角砂**糖**
鳥取砂**丘**
千鳥足

④

身**分**証
暗証番**号**
疑心暗鬼
平**常**心
太平**洋**

⑤

陣頭**指**揮
頭脳明**晰**
間接**照**明
片手間
手裏**剣**

⑥

請求**書**
求人情**報**
感情移入
進入**禁**止
笑止千**万**

⑦

不動**産**
驚天動**地**
天井
古井戸
江戸**時**代

⑧

独断専行
専**門**学校
留学**生**
保留
過保護

⑨

大義名**分**
名**古**屋市
部屋着
接着**剤**
応接**間**

⑩

神出鬼**没**
鬼軍**曹**
軍**資**金
募金活動
私**生**活

⑪

弁**護**士
内弁**慶**
家内安**全**
安心立**命**
三権分立

⑫

秘密**基**地
人口密**度**
二重人格
背格**好**
面従**腹**背

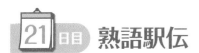

バックナンバーのご案内

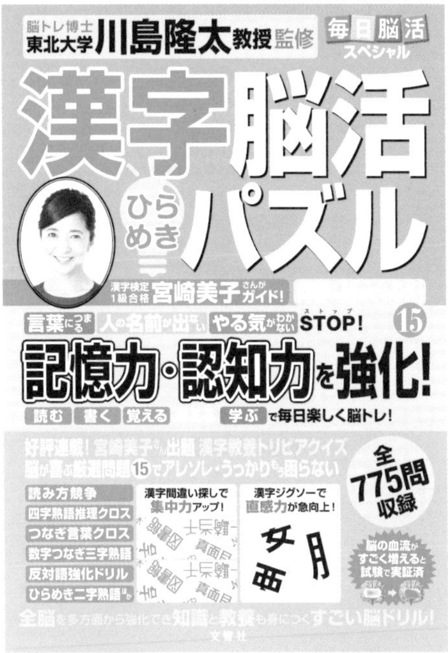

漢字脳活
ひらめきパズル⑮

漢字脳活
ひらめきパズル❶

◆1巻当たり30日分600問以上収録！
◆どの巻から始めても大丈夫な日替わり問題！
◆さらに充実！漢字検定１級合格・宮崎美子さんが出題「漢字教養トリビアクイズ」
◆好評につき毎月刊行中！

●ご注文方法 お近くに書店がない方はお電話でご注文ください。

通話料無料 **0120-966-081**
9：30～18：00 日・祝・年末年始は除く

漢字脳活ひらめきパズル１～15巻
定価各1,375円（本体1,250円+税10%）

●お支払い方法：後払い（コンビニ・郵便局）
● 振込用紙を同封しますので、コンビニエンスストア・郵便局でお支払いください。
● 送料を別途450円（税込）ご負担いただきます。
（送料は変更になる場合がございます）

毎日脳活 スペシャル
漢字脳活 ひらめき パズル⑯

編集人　小西伸幸
企画統括　石井弘行　飯塚晃敏
編　集　株式会社わかさ出版／谷村明彦
装　丁　カラーズ
本文デザイン　石田昌子
パズル作成　石井一夫
写　真　石原麻里絵（fort）
イラスト　Adobe Stock
発行人　山本周嗣
発行所　株式会社　文響社
ホームページ　https://bunkyosha.com
お問い合わせ　info@bunkyosha.com
印　刷　株式会社　光邦
製　本　古宮製本株式会社

©文響社　Printed in Japan

本書のドリル問題は、一部を除き『脳活道場』（わかさ出版刊）に掲載されたものを一部改変の上、収録しています。

落丁・乱丁本はお取り替えいたします。本書の無断転載・複製を禁じます。
本書の全部または一部を無断で複写（コピー）することは、
著作権法上の例外を除いて禁じられています。
購入者以外の第三者による本書のいかなる電子複製も一切認められておりません。
定価はカバーに表示してあります。

この本に関するご意見・ご感想をお寄せいただく場合は、
郵送またはメール（info@bunkyosha.com）にてお送りください。